10925

HEYNE‹

2 €

W0191950

Das Buch

Immer mehr Menschen leiden unter Fehlsichtigkeit. Lässt sie sich anders ausgleichen als durch Brille oder Kontaktlinsen? Die Antwort lautet: Ja, wenn wir die Augen auf einer ganzheitlichen Ebene betrachten. Die große russische Heilerin Lumira geht den Ursachen für den Verlust der Sehkraft auf den Grund: Fast immer resultiert er daraus, dass wir aus Selbstschutz etwas nicht ansehen wollen.

Aus ihrem reichen Fundus russischen Heilwissens gibt sie praktische Übungen und Heilmeditationen an die Hand, mit deren Hilfe sich seelische Blockaden lösen und wir die Augen stärken können.

Die Autorin

Lumira wuchs in Kasachstan und in der Ukraine auf. Seit ihrer Kindheit ist sie hellsichtig – eine Gabe, die es ihr ermöglicht, sich den Themen Gesundheit und Heilung aus der Perspektive der feinstofflichen Welt zu widmen. Sie ist Autorin mehrerer erfolgreicher Bücher und leitet Seminare im In- und Ausland. Hierbei schult sie Menschen darin, ihre medialen Fähigkeiten zu entwickeln und sich als göttliche, ewige Wesen zu begreifen. Mit ihrem Mann und ihren drei Kindern lebt sie in der Nähe von München.

Seminartermine und weitere Informationen unter:
www.lumira.de

Lumira

Aktiviere deine Sehkraft

Den Blick schärfen und
ganzheitliches Sehen lernen

WILHELM HEYNE VERLAG
MÜNCHEN

Die in diesem Buch vorgestellten Informationen und Empfehlungen sind nach bestem Wissen und Gewissen geprüft. Dennoch übernehmen die Autorin und der Verlag keinerlei Haftung für Schäden irgendwelcher Art, die sich direkt oder indirekt aus dem Gebrauch der hier beschriebenen Anwendungen ergeben. Bitte nehmen Sie im Zweifelsfall bzw. bei ernsthaften Beschwerden immer professionelle Diagnose und Therapie durch ärztliche oder naturheilkundliche Hilfe in Anspruch.

Der Verlag weist ausdrücklich darauf hin, dass im Text enthaltene externe Links vom Verlag nur bis zum Zeitpunkt der Buchveröffentlichung eingesehen werden konnten. Auf spätere Veränderungen hat der Verlag keinerlei Einfluss. Eine Haftung des Verlags ist daher ausgeschlossen.

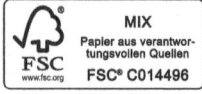

MIX
Papier aus verantwor-
tungsvollen Quellen
FSC® C014496

Verlagsgruppe Random House FSC® N001967

Taschenbucherstausgabe 02/2019

Copyright © 2015 by Trinity Verlag
in der Scorpio Verlag GmbH & Co. KG, München
Copyright © 2019 dieser Ausgabe by Wilhelm Heyne Verlag, München,
in der Verlagsgruppe Random House GmbH,
Neumarkter Straße 28, 81673 München
Alle Rechte sind vorbehalten. Printed in Germany
Umschlaggestaltung: Guter Punkt, München,
unter Verwendung eines Motivs von © Lumira und © thinkstock
Bilder: © Lumira (Seite 43), © Martin Mißfeldt, Fa. Duplicon,
Panketal (S. 70, 84, 90, 96, 99), © Wolfgang Pfau, Baldham (Seite 45)
Satz: Schaber Datentechnik, Austria
Druck und Bindung: GGP Media GmbH, Pößneck

ISBN 978-3-453-70334-6

www.heyne.de

Inhalt

Ein Wort zu Beginn

Wenn wir uns mit der Gesundheit unserer Augen beschäftigen, neigen wir oft dazu, sie getrennt von unserem Körper zu betrachten. Dabei lassen wir außer Acht, dass Augenprobleme Symptome sind, die tiefer liegende Ursachen haben. In dem vorliegenden Buch beschäftigen wir uns mit den Augen auf einer ganzheitlichen Ebene. Wir schauen uns an, was wir sehen und was wir nicht ansehen können. Wir beginnen, unser Sehvermögen wiederherzustellen, indem wir auf unseren Körper hören lernen, ihn entgiften und emotionale, oft weit zurückliegende Ursachen für unsere Augenprobleme erforschen und heilen. Durch eine natürliche Lebensweise und eine heilsame Hinwendung zu unserem ganzen Wesen können unsere Augen wie auch unser gesamter Körper ein Leben lang gesund bleiben.

Ich selbst habe nie eine Brille getragen. Ich hatte immer gute Augen, zumindest bei Tag. Um meinen 40. Geburtstag herum bekam ich während der Dunkelheit Probleme, besonders beim Autofahren. Ungefähr zur selben Zeit spürte ich, wie meine Augen auch beim Lesen schlechter wurden. Ich begann mit Augengymnastik, was half, wenn ich die Übungen regelmäßig machte. Vor ein paar Jahren erkannte ich bei einer Trancereise, wie ich das Thema in mir transformieren könnte. Es gelang mir in einer halbstündigen Meditation, und seitdem sind meine Augen heil geblieben, wobei ich eine Serie von Augenübungen fest in meinen täglichen Tagesablauf integriert habe.

Trotz der Übungen gibt es Tage, an denen ich leicht verschwommen sehe. Für mich ist dies ein wichtiger Hinweis meines Körpers. An solchen Tagen nehme ich mir Zeit für mich selbst. Wenn es Situationen, Gedanken oder Gefühle gibt, die sich in mir ansammeln und die ich nicht ansehen will, mit denen ich mich nicht auseinandersetzen möchte, wirkt sich dies auf mein Sehvermögen aus, und ich muss dem Ganzen Raum geben, um sie zu erkennen. Eine Brille hilft hier nicht, nur die Zuwendung zu mir selbst vermag meine Sicht zu klären und zu heilen.

Als unser mittlerer Sohn in der zweiten Klasse war und über schlechte Sicht klagte, gingen wir auf Wunsch seiner Großmutter mit ihm zum Augenarzt. Dieser stellte eine leichte Sehschwäche fest, doch zu meiner großen Verwunderung verlor er kein Wort über Augenübungen, Verspannungen, Stressvermeidung und Ernährung. Er verordnete lediglich eine Brille und behauptete, wenn unser Sohn sie nicht trüge, würde er Kopfschmerzen bekommen, und seine Sicht würde sich weiter verschlechtern. Das irritierte mich, denn ich wusste aus meiner Arbeit in einer Augenklinik in Odessa, wie wichtig ein ganzheitlicher Ansatz ist, wenn die Sehkraft nachlässt.

Als wir zu Hause waren, fragten wir unseren Sohn, ob er die Brille überhaupt aufsetzen wolle, und er sagte Nein. Daher begannen wir, mit ihm etwa zehn Minuten am Tag Augen- und Entspannungsübungen zu machen. Wir erklärten ihm, wie wichtig es sei, täglich Äpfel, Karotten und andere frische Lebensmittel zu essen. Außerdem erinnerten wir ihn daran, mehr rauszugehen, um die Augen im natürlichen Licht zu baden, zu entspannen und durch das Spielen im Freien natürlich zu bewegen.

Als Heilerin weiß ich, dass alle Symptome auch eine emotionale Ursache haben. Daher machte ich mit meinem Sohn eine Lumi-Sitzung, und schon nach kurzer Zeit erholten sich seine Augen wieder. Auch jetzt, nach über zehn Jahren, braucht er nach wie vor keine Brille, obwohl er inzwischen viel am Computer sitzt.

Die Lumi-Methode wurde von mir kreiert, um emotionale Themen zu behandeln. Sie hilft uns, die Ursachen auf feinstofflichen Ebenen zu erkennen und zu transformieren. Du findest die Beschreibung der Methode und eine Anleitung auf Seite 126.

Nachdem ich das Thema Augen in all meinen Heil- und Verjüngungsseminaren eher kurz abgehandelt hatte, biete ich nun seit

2014 zweitägige Augenseminare an. Es gibt so viele Betroffene, dass es an der Zeit war, das komplexe Thema zu vertiefen. In den entsprechenden Seminaren, die sehr zahlreich besucht werden, wurde die Methode immer umfangreicher, und so habe ich mich entschlossen, sie in diesem Buch vorzustellen. Durch zahlreiche positive Feedbacks wurde die heilsame Wirkung seither immer wieder bestätigt.

Dieses Buch richtet sich nicht primär auf spezielle Diagnosen, die unsere Augen betreffen, sondern konzentriert sich auf den Menschen in seiner Gesamtheit und die zahlreichen Selbstheilungsprozesse, die uns offenstehen. Gleich, ob kurz- oder weitsichtig oder an grauem Star erkrankt: Mit der im Folgenden geschilderten Methode findest du zurück in die eigene Ganzheit. Wenn du bereit bist, dich selbst und deine Wahrheit zu erkennen, dann öffnen sich auch die Augen dafür, und alles wird sichtbar.

Ich empfehle dir, das Buch erst einmal ganz durchzulesen und die einzelnen Tipps und Übungen auszuprobieren. Mach dir Notizen, spüre hin, welche Themen dich ansprechen und welche Übungen sich stimmig für dich anfühlen. Deine Notizen helfen dir dabei, dir dein ganz persönliches Heilungsprogramm zusammenzustellen. Am Ende des Buches findest du darüber hinaus einen 40-Tage-Plan, mit dessen Hilfe du die Gesundheit deiner Augen wiederherstellen kannst.

Erinnere dich immer daran: Die Übungen in diesem Buch dienen nicht einfach nur der Entspannung aller am Sehen beteiligten Muskelgruppen, wie es in vielen Büchern zum Augentraining der Fall ist. Wir bewegen uns weit darüber hinaus in die Ganzheit des Körpers und in das Mysterium des Sehens hinein.

Was bedeutet sehen?

Unsere Augen sind Sinnesorgane und damit ein Tor zur Außenwelt. Sie helfen uns dabei, uns in unserer Umgebung zurechtzufinden. Was wir optisch wahrnehmen, wird durch unsere Prägung und unsere Erfahrung im Gehirn mit Begriffen belegt. Ein Kind lernt, das, was es sieht, mit Worten zu verknüpfen. Und doch sieht es viel mehr, weil es seine Umgebung noch nicht filtert. Es weiß noch nicht, was alles zu seiner Realität gehören oder nicht gehören darf. Viele Kinder sind hellsichtig und können neben der festen Materie auch die feinstoffliche Welt wahrnehmen. Später lernen sie, all das, was nicht benannt oder gar abgelehnt wird, zu verdrängen.

Sehen bedeutet wahrnehmen: Wenn wir etwas sehen, so nehmen wir es als eine Wahrheit an. Jeder Mensch aber hat seine eigene Wahrheit und nimmt demzufolge das wahr, was er in seiner Welt zulässt. Wenn wir etwas in unserem Leben sehen und es uns nicht gefällt oder gar unglücklich macht, uns seelisch verletzt, dann verschließen wir die Augen davor. Wir wenden uns davon ab, wollen es nicht anschauen und blenden es aus. Das ist oft ein Selbstschutzmechanismus, der uns automatisch von Dingen abschirmt, damit sie uns nicht verletzen und wir in einer scheinbar friedlichen Welt leben können.

Ich persönlich habe als Kind viel gesehen – nicht nur das, was in der Erwachsenenwelt als normal anerkannt wird, sondern auch die geistige Welt. Es fühlte sich oft sehr verletzend an, wenn Erwachsene oder auch andere Kinder ablehnend, aggressiv oder mit Spott auf meine Eindrücke reagierten: »Das ist Unsinn«, hieß es dann, »das bildest du dir bloß ein, da ist überhaupt keine schwarze Gestalt.«

Zum Teil werden unsere Sinneseindrücke also in der Kindheit beschränkt, und später sehen wir das, was unsere Prägungen und

Glaubenssätze uns vorgeben. Unsere Wahrnehmung passt sich an familiäre und gesellschaftliche Kriterien an. Wir beurteilen, verurteilen, sehen und denken in Kategorien. Insofern ist unsere Art zu sehen ein Spiegel unserer Gedanken- und Gefühlswelt und unserer kollektiven wie auch persönlichen Programmierungen. Die meisten Kinder fügen sich den Erwartungen von außen und passen ihre Wahrnehmung entsprechend an.

Auch ich habe als Kind so gehandelt, denn ich wollte keine Ablehnung mehr erfahren. Ich wollte so sein wie alle anderen, »normal« eben. Diese Anpassung an die Normalität fühlte sich tief in meinem Innern jedoch wie eine Lüge an. Ganz heimlich und nur für mich allein ließ ich ein Hintertürchen meiner Wahrnehmung offen und blickte immer wieder in die geistige Welt hinein. Heute bin ich sehr froh, dass ich mich nicht ganz von meinen Wahrnehmungen abgewendet habe. Wahrscheinlich liegt es in meiner Mission, dass meine feinstofflichen Sinneseindrücke wie auch das Sehen von Energien und geistigen Welten mir geblieben sind.

Sobald wir uns öffnen, sehen wir auch das, was uns ansonsten verborgen bleibt. Wenn die geistige Welt, die Aura, Energie und geistige Wesen zu unserer Wahrheit gehören, werden sie für uns sichtbar und können in unsere persönliche Welt integriert werden. Wir öffnen unsere Augen für die energetische Ebene und erkennen nicht nur Muster und Programmierungen, sondern uns selbst, und zwar in unserer göttlichen Ganzheit. Daraus folgt aber auch eine Öffnung unserer physischen Augen. Denn Materie wird immer durch Energie, den Geist, geformt.

Als ich 1990 aus der Sowjetunion nach Deutschland ausreiste und die Menschen in meiner neuen Heimat betrachtete, fiel mir auf, dass viele, unter ihnen auch etliche Kinder, eine Brille trugen. So etwas hatte ich in meinem ganzen Leben noch nicht gesehen, und ich dachte: Die sind ja fast alle krank!

In meiner Schulzeit gab es in einer Klasse von 40 Schülern höchstens ein Kind mit Brille. Bei Erwachsenen war es nicht anders, nur ältere Leute sah man öfter damit.

In Odessa arbeitete ich in einer bekannten Augenklinik mit einem angegliederten Forschungsinstitut als Krankenschwester. Anschließend assistierte ich in einer Kinderpoliklinik bei einer wunderbaren Professorin und erhielt tiefere Einblicke in das Gebiet der Augenheilkunde. Die Ärztin war offen gegenüber alternativen Behandlungsmethoden und gab viel auf Prophylaxe. Als Erstes verordnete sie immer eine gesunde Ernährung und einen entsprechenden Lebensstil mit speziellen Augenübungen. Erst wenn das nicht half, zog sie eine Brille in Betracht. Brillen wurden jedoch nur unter der Bedingung ausgegeben, dass die Augenübungen weiter durchgeführt wurden. Ich hatte wirklich Glück, von solch einem Menschen zu lernen, denn auch in der Sowjetunion war es nicht selbstverständlich, ganzheitlich zu arbeiten.

Das Thema »gesunde Augen« ließ mich über viele Jahre nicht los. Als Hellsichtige fällt mir gerade dies buchstäblich ins Auge, denn die Aura eines Menschen, dessen Sehvermögen beeinträchtigt ist, verliert im Kopfbereich etwas von ihrer Ganzheit. Wenn der Betreffende eine Brille oder Kontaktlinsen trägt, verstärkt sich das noch. Die Energie sieht dann um den Kopf herum so aus, als wäre sie zusammengepresst. Die veränderte Aura kann sich wieder erholen, doch wenn man ständig zu einer Brille oder zu Kontaktlinsen greift, wirkt sich dies auf tiefere energetische Schichten aus und behindert den natürlichen Selbstheilungsprozess. Daher empfehle ich während all meiner Seminare, insbesondere bei der Meditation, die Brille abzunehmen und auch keine Kontaktlinsen zu tragen. Meditationen wirken heilend auf die Aura, und dies sollten wir uns zunutze machen.

Äußere und innere Sicht

Die Augen sind nicht nur ein Tor zur Außenwelt, sie sind auch Fenster in unsere Seele. Wenn wir ganz tief in unsere Augen blicken, können wir unseren Ursprung erkennen. In den Augen eines geliebten Menschen und denen eines Kindes kann man sich geradezu verlieren, denn in ihnen leuchtet ein Licht, das die Unendlichkeit unserer Seele spiegelt. Die Seele ist groß und tief, und diese Tiefe liegt in uns verborgen, bis wir bereit sind, hinzuschauen und uns für diese Dimension zu öffnen. Die Augen stehen in Verbindung mit den höheren Chakren: Stirnchakra, Schädelbasis- und Kronenchakra sowie die beiden Ohrenchakren. Sie befinden sich darüber hinaus in Kommunikation mit der Zirbeldrüse und der Hypophyse.

Die Gesundheit der Augen und das Sehen überhaupt haben eine zentrale Rolle in unserem Leben und unserer geistigen Entwicklung. Um im Leben eine hohe Schwingung zu erlangen und uns mit allem, was ist, zu verbinden, müssen wir auch als Ganzes heil werden. Wie bereits erwähnt, kann das Tragen von Brillen und Kontaktlinsen den Energiefluss gerade in den höheren Chakren vermindern, es verformt und vernebelt die Aura im Kopfbereich und verengt dadurch den Fluss der Lebensenergie. Wenn man die Brille nur gelegentlich aufsetzt, kann der Körper sich immer wieder regenerieren; wenn man sie aber den ganzen Tag auf der Nase behält, verstärken sich ungünstige Symptome, und energetische Blockaden entstehen. Dabei sind die leichten und modischen Brillen besonders ungünstig, weil sie als Gesichtsschmuck dienen und man sie nur noch selten absetzt. Daher empfehle ich meinen Seminarteilnehmern, sich wenn, dann eine hässliche, unbequeme Brille zu besorgen, die man nur in dringenden Fällen wie etwa beim Autofahren aufsetzt. Die Brille ist kein

Schmuck, sondern eine Krücke, die uns nicht nur auf physischer, sondern auch auf energetischer Ebene behindert.

Bei einer erworbenen Sehschwäche behindert eine Brille die Heilung, da sie das Symptom vermindert, aber nicht heilt. Hier sollte man statt der Brille als Erstes eine gesunde Lebensweise verschreiben und den Betroffenen fragen: »Was willst du nicht sehen?« Augenübungen helfen bis zu einem gewissen Grad, sie brechen aber nicht die seelischen Blockaden und lösen nicht die kollektiven Programmierungen auf.

Bei manchen Diagnosen kann eine Brille natürlich nützlich sein, wie etwa bei Menschen mit angeborener Sehbehinderung oder extremen Fällen von Kurzsichtigkeit. Nur sollte die Sehschwäche nicht einfach hingenommen, sondern immer als Folge einer tiefer liegenden Ursache betrachtet werden. Heilung kann immer nur auf ganzheitlichem Weg erfolgen, sonst bleibt jeder Ansatz eine reine Symptombehandlung. Wenn wir aber nur die Symptome behandeln, verschieben wir die zugrunde liegende Erkrankung auf eine tiefere feinstoffliche Ebene, wo diese irgendwann ausbricht, und zwar massiv. Das gilt nicht nur für unsere Augen. Jedes Symptom hat eine Absicht, und alles dient unserer Entwicklung. Alles hat einen Sinn.

DIE URSACHEN FÜR UNSER AUGENLEIDEN ERFORSCHEN

Es gibt mehrere Ursachen für Augenprobleme, die wir in unserem Körpersystem finden können. Dabei ist es wichtig, sich daran zu erinnern, dass wir nicht nur über den uns bekannten physischen Körper verfügen, sondern auch über energetische Körper, die zwar für viele Augen unsichtbar bleiben, aber dennoch existieren und fühlbar sind. Dies sind der ätherische Körper, der emotionale Körper, der mentale Körper und der spirituelle Körper. Sie umhüllen unseren physischen Körper und durchdringen ihn gleichzeitig.

Augenleiden sollten dementsprechend nicht nur im physischen Körper angeschaut und behandelt werden, sondern im ganzen von mir vorgestellten System. In den folgenden Kapiteln werden wir uns Schicht für Schicht mit unserem gesamten Körpersystem befassen, die möglichen Ursachen erforschen und die jeweiligen Behandlungsmethoden kennenlernen.

Jede Heilung sollte nicht nur im Außen beziehungsweise im physischen Körper, sondern auch im Inneren auf der Seelenebene erfolgen. Nur dann, wenn wir unsere Themen in Körper, Geist und Seele ansehen und die Heilung einleiten, kann der Erfolg dauerhaft sein.

Der physische Körper

Unser physischer Körper ist die verdichtete Form aller anderen Körper und so grobstofflich, dass wir ihn anfassen und sehen können. Seine Schwingung ist am niedrigsten, daher erscheint er uns fest. Dennoch ist er ebenso ein schwingendes Wesen wie der feinstoffliche Körper auch. Wenn wir ganz genau hinsehen, entdecken wir, dass sich unser gesamter physischer Körper in einer ständigen Bewegung und Veränderung befindet. Genau wie unsere Aura vibriert er so schnell, dass wir dies als Bewegung nicht wahrnehmen können.

Auch unsere Augen sind ständig in Schwingung. Im gesunden Zustand bewegen sich die Augen achtzig Mal in der Sekunde. Wenn wir jemandem in die Augen sehen, nehmen wir diese Bewegung nicht wahr, solange seine Augen gesund sind. Hat er jedoch eine Sehschwäche und gerade erst die Brille abgenommen, erscheint uns sein Blick merkwürdig. Meist können wir nicht genau sagen, was anders ist, aber in manchen Fällen bemerken wir eine Art Starre, die daher rührt, dass ein krankes Auge nicht in derselben Frequenz schwingt wie ein gesundes.

Unser Auge ist ein Sinnesorgan. Es nimmt Lichtstrahlen aus unserer Umgebung auf, die zum Gehirn weitergeleitet und dort zu einem Bild zusammengesetzt werden. Die Lichtstrahlen dringen durch die Hornhaut und die Pupille und werden in der Linse gebündelt. Ist das Auge gesund, trifft der gebündelte Lichtstrahl exakt auf dem Punkt des schärfsten Sehens auf der Netzhaut auf, der Makula. Die Netzhaut wandelt den einfallenden Lichtstrahl in elektrische Signale um, die vom Sehnerv an das Gehirn weitergeleitet werden. Das Auge und das Gehirn bilden eine Einheit, die sich gemeinsam entwickelt hat.

Wegen der Position der Augen betrachten wir unsere Umgebung mit jedem Auge aus einer etwas anderen Perspektive und erhalten somit zwei unterschiedliche Bilder. Diese werden im Gehirn zu einem Ganzen zusammengesetzt. So entsteht räumliches Sehen.

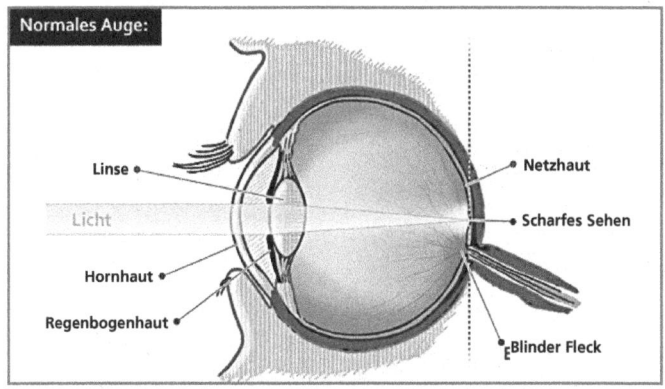

Normales Auge:

Linse

Licht

Hornhaut

Regenbogenhaut

Netzhaut

Scharfes Sehen

Blinder Fleck

DIE HÄUFIGSTEN URSACHEN FÜR SEHSCHWÄCHE IM PHYSISCHEN KÖRPER

Eine klare Sicht hängt von vielen Faktoren ab: zum einen vom Auge selbst – wie zum Beispiel der Länge des Augapfels, der Elastizität der Linse und einer unverletzten Hornhaut –, zum anderen aber auch von der Gesundheit der Blut- und Nervenbahnen, von der Muskelspannung und, wie eingangs erwähnt, von der Art unserer Wahrnehmung.

Eine weitverbreitete Ursache für Sehschwäche im physischen Körper ist die Verschlackung, die durch Umweltgifte und Schadstoffe aus der Nahrung entsteht. Sie sammeln sich im Gewebe, in den Gelenken und Organen an und beeinträchtigen auch unsere Augen.

An erster Stelle der Ursachen steht die Umweltbelastung. Wir können unseren Teil zu einer Verbesserung der Umweltbedingungen beitragen, indem wir umweltbewusst leben, auf Plastik verzichten und regionale Produkte bevorzugen. Ansonsten sind wir der Belastung völlig ausgeliefert. Über Haut und Lunge nehmen wir Schadstoffe aus der Luft auf. Die Bindehaut des Auges ist davon besonders betroffen, sie entzündet sich und wird trocken (siehe Tipp Seite 29). Auch der Elektrosmog steht in Verdacht, die Augen krank zu machen. Für ein gesünderes Klima in den Räumen können wir Luftbefeuchter oder Kaltluft-Vernebler aufstellen und dem Wasser natürliche ätherische Öle wie Zedernöl, Bergamotte, Zitrone, Orange oder Fichte beifügen. Auch Zimmerpflanzen, wie zum Beispiel Farne, Grünlilie, Drachenbaum, Palme, Bambus, Geranie und Aloe vera, helfen dabei, das Raumklima zu verbessern.

Während wir der Umweltverschmutzung ein Stück weit hilflos gegenüberstehen, können wir jedoch eine Menge für unsere Gesundheit tun, indem wir die Schadstoffbelastung in unserer Nahrung reduzieren, reichlich reines Wasser trinken und auf eine gesunde Verdauung achten. Jeder, der einmal einen Schwips hatte, weiß, wie sich das Sehen unter Alkoholeinfluss verändert. Auch Medikamente wie Schmerz- und Schlafmittel wirken sich auf das Sehvermögen aus.

Der Körper ist weise und weiß, wie er Gifte wieder ausleitet. Doch wenn es zu viele Gifte sind, die ständig zugeführt werden, kann der Körper sie irgendwann nicht mehr entsorgen und hat nur eine Möglichkeit, sich davor zu schützen: indem er sie im Gewebe ablagert.

Alles, was unsere Leber belastet, wirkt sich negativ auf die Augen aus. Das ist in erster Linie Alkohol in jeder Form, außerdem zu fette und zu salzige Speisen, alle tierischen Eiweiße, Fertigprodukte, Kaffee (auch entkoffeiniert), alle koffeinhaltigen Getränke und Speisen, schwarzer und auch grüner Tee sowie Süßigkeiten und »schlechte« Kohlenhydrate (Weizenprodukte und andere industriell verarbeitete Getreide).

Koffein wirkt sich nicht nur ungünstig auf die Leber, sondern auch auf die Zirbeldrüse (Epiphyse) aus. Die Zirbeldrüse ist unser sogenanntes drittes Auge, das äußere und innere Sehen ist mit dieser Drüse verbunden. Wenn sie verschlackt ist, hat dies Auswirkungen auf das Sehen und Hören, und es beschleunigt den Alterungsprozess mit all seinen Symptomen, wie Konzentrationsschwäche und Abnahme der geistigen und physischen Kraft. Bereits kleine Mengen an Koffein belasten die Zirbeldrüse; daher sollte man auch grünen Tee meiden, selbst wenn ihm ansonsten gute Eigenschaften zugeschrieben werden. Sobald der Körper von Koffein gereinigt wurde, spürt man in der Regel einen Anstieg der Energie, weil dann die Zirbeldrüse wieder in ihre Kraft kommt.

Selbstverständlich wirken sich auch das Rauchen und der Konsum von anderen Drogen ungünstig auf den Körper und damit die Augen aus. Medikamente belasten ebenfalls unsere Leber und andere Organe, das Gleiche gilt für künstliche und thermisch stark veränderte Lebensmittel. Im Grunde wissen wir, dass und wie wir uns täglich vergiften. Wir brauchen uns nur zu fragen, ob wir das, was wir gewöhnlich essen und trinken, auch einem kleinen Kind geben würden. Dann wird uns sofort klar, was wir instinktiv als schädlich empfinden. Wir sollten also wieder lernen, auf die Stimme unseres Körpers zu hören.

Die Vergiftung unseres Körpers und unserer Augen geschieht massiv auch durch konventionelle, nicht essbare (also giftige) und doch alltägliche Körperpflegemittel. Das sind in erster Linie Shampoos, Haarsprays, Zahnpasta, Haarfärbemittel, Gesichtspflegeprodukte und Schminke. Besonders Wimpertusche ist schädlich für die Augen. Enthaarungscremes enthalten chemische Gifte, die die Haarwurzeln angreifen und in den Blutkreislauf gelangen. Auch Putz- und Waschmittel, die wir fast täglich benutzen, tragen zur Vergiftung des Körpers bei. Sie gelangen über die Haut und die Lunge in unseren Körper. Wenn wir unser Geschirr und Besteck täglich mit Spülmaschinen-Tabs reinigen, die ganz und gar nicht essbar sind, nehmen wir mit der Nahrung eine zusätzliche Dosis Chemie in uns auf.

Auf Dauer wird die Belastung für den Körper zu groß, und es sammelt sich zu viel Gift in unseren Zellen an. Weitverbreitete

Krankheiten wie grauer Star (Katarakt) sind ein Beispiel für die Folgen. Beim grauen Star ist die Linse getrübt, was das Sehen beeinträchtigt. Die Linsentrübung wird allgemein auf das Alter geschoben, ist jedoch ein klares Zeichen von Schlacken im Körper. Eine Operation kann vielleicht das Symptom, niemals aber die Ursache beheben. Man muss den ganzen Körper von Giftstoffen befreien, dann können sich auch die Augen reinigen.

In der Schwangerschaft und Stillzeit ist es besonders wichtig, sich bewusst zu ernähren und auf alle oben genannten schädlichen Stoffe zu verzichten. In Studien wurden Rückstände von Haarfärbemitteln und Parfüms in der Muttermilch nachgewiesen. Sie gehen ungefiltert auf das Kind über und belasten es toxisch.

DER KÖRPER IST EIN GANZES

Um den Körper von Giften zu reinigen, ist es wichtig zu verstehen, wie diese sich einlagern und auf welche Weise sie unsere Gesundheit schädigen. Nur wenn wir diesen Prozess verstehen, können wir wirksam gegensteuern. Dabei sollten wir uns immer wieder daran erinnern, dass wir unsere Augen nicht vom Körper getrennt betrachten können.

Meistens hat man außer der Augenschwäche noch einige andere Leiden. Gerade dann ist es wichtig, daran zu denken, dass alles miteinander verbunden ist und in ursächlichem Zusammenhang steht. Reine Symptombehandlungen sind nicht nur nutzlos, sondern können sogar gefährlich sein. Jedes Symptom ist ein Versuch des Körpers, sich von Schlacken zu befreien und zu heilen. Nur hören wir viel zu oft nicht auf unseren Körper. Es bringt uns nichts, eine Tablette gegen Kopfschmerzen zu schlucken, wenn diese durch Verschlackungen ausgelöst wurden, im Gegenteil, denn die Schmerztablette belastet den Magen und die Leber und trägt zur weiteren Vergiftung des Körpers bei.

Es gibt medizinisch gesehen über 10 000 verschiedene Diagnosen von Krankheiten, und bei sehr vielen sind die Augen mit beteiligt. In unserem Gesundheitssystem werden wir dazu angehalten, bei Augenproblemen zum Augenarzt zu gehen und bei Kreislaufproblemen zum Internisten, so als hätte das eine nichts mit dem anderen zu tun. Wir sollten jedoch erkennen, dass es für die zahlreichen Diagnosen nur einige wenige Ursachen auf der physischen Ebene gibt, und zwar:

- ◉ Mangel an Zellwasser
- ◉ zu wenig benötigte Nährstoffe und zu viele Schlacken
- ◉ Dysbakteriose, Mikroben, Viren, Pilze
- ◉ Stress, Mangel an Schlaf, psychische Instabilität.

Der Mangel an Zellwasser ist eine ernst zu nehmende Störung. Es ist zwar bekannt, dass man genügend trinken soll, aber viele Menschen setzen dies in der Praxis nicht um. Wir sind es gewohnt, verschiedenste Getränke zu uns zu nehmen, jedoch kein reines Wasser. Limonaden, Eistees und Säfte aus dem Supermarkt enthalten jedoch nicht die Flüssigkeit, die unsere Zellen für ihren Stoffwechsel benötigen. Sie belasten unseren Körper mehr, als uns lieb ist. Reines Wasser ist essenziell wichtig für uns – auch um Giftstoffe aus dem Körper auszuschwemmen. Toxine belasten nicht nur unsere Augen, sondern unsere Gesundheit im Ganzen.

Auch unsere Nahrung lässt heutzutage von der Qualität her zu wünschen übrig. Unser Körper braucht Vitamine, Mineralien und lebendige Stoffe, um sich gesund zu erhalten, und bekommt stattdessen denaturierte Lebensmittel und belastende Füll- und Ersatzstoffe. Dadurch gerät unser Säure-Basen-Haushalt aus dem Gleichgewicht, und der Körper wird übersäuert, was einen fruchtbaren Boden für Mikroben, Pilze und Parasiten schafft. Es gibt sehr viele Parasitenarten, die sich im menschlichen Körper einnisten, und einige von ihnen können sogar unsere Augen befallen.

Schlafmangel und Stress sind ebenfalls eine wichtige Krankheitsursache und führen zu mangelnder Energie und psychischer Instabilität. Daher sollte man unbedingt einen gesunden Lebensrhythmus finden, in dem der Körper sich auch erholen kann. Trotz Arbeit, schwierigen Arbeitszeiten und Nachtschichten müssen wir immer Raum schaffen, um zu entspannen, und dabei darauf achten, uns nicht noch zusätzlich durch Koffein, Rauchen, Alkohol, Süßigkeiten und ungesundes Essen zu vergiften.

DIE SIEBEN STUFEN
DER VERSCHLACKUNG DES KÖRPERS

Die Lehre der Sieben Stufen der Verschlackung des Körpers nach Georges Oshawa zeigt uns anschaulich, was die Gifte unserem Körper antun. Georges Oshawa (1893–1966) war ein japanischer Philosoph und der bedeutendste Vertreter der makrobiotischen Ernährungslehre. Seine Verschlackungstheorie ist besonders in Russland sehr populär und wird von vielen Ärzten in die Diagnostik und Therapie eingebunden.

Wenn wir uns nicht artgerecht ernähren und den Körper mit zu vielen fremden Stoffen belasten, verschlacken wir immer mehr. Georges Oshawa unterteilt diesen Prozess in sieben Stufen, mit jeder Stufe kommen neue Symptome hinzu. Jede Diagnose entspricht einem bestimmten Pegel der Verschlackung des Körpers. Die Aufgabe der Ärzte ist es, eine Diagnose zu stellen, und unsere persönliche Aufgabe ist es, zu erkennen, auf welcher Stufe der Verschlackung wir uns befinden und wie wir den Körper wieder von Toxinen befreien. Gerade hier können Arzt und Patient zusammenarbeiten. Wichtig ist, als Patient die Verantwortung für den Körper mit zu übernehmen und die Auswirkung der Ernährung wie auch der Giftstoffe auf die Gesundheit zu kennen. Auf allen Stufen der Verschlackung leidet zusätzlich das Immunsystem, was eine Vermehrung von Parasiten im Körper mit sich bringt. Der Körper ist immer als Ganzes von der Verschlackung betroffen.

Erste Stufe: Müdigkeit

Bei der ersten Stufe beginnt das Nervengewebe zu verschlacken. Die elektrischen Signale können die Zellen nun weniger gut erreichen. Dies ist auch der Beginn der Osteochondrose, also des Knochen- und Knorpelabbaus in den Gelenken und der Wirbelsäule, wobei Beschwerden manchmal erst nach fünfzehn Jahren auftreten können.

Auf dieser Stufe zeigt man scheinbar keine Symptome, höchstens ganz kleine Anzeichen, die meist nicht ernst genommen werden. Man wird einfach schneller müde und hat oft auch müde und leicht gerötete Augen.

Zweite Stufe: Beschwerden

Befindet man sich auf der zweiten Stufe der Verschlackung, hat man bereits Beschwerden: Kopf- und Gelenkschmerzen, Erschöpfung, etwas juckt oder drückt. Die Symptome kommen und gehen. Ist man ausgeruht und ausgeschlafen, fühlt man sich besser. Daher schenkt man den Beschwerden meistens keine Aufmerksamkeit und verschwendet keinen Gedanken daran, dass sie Anzeichen einer schleichenden Vergiftung sein könnten. Der Körper versucht die Ablagerungen im Körper durch tränende Augen, Durchfall, Fieber, »Erkältung« zu beseitigen. Durch die Gabe von Medikamenten gehen die Symptome vorübergehend zurück, aber die natürliche Entschlackung wird gestoppt und der Körper noch mehr verunreinigt.

Dritte Stufe: Allergische Reaktionen

In dieser Phase spüren wir die Symptome viel deutlicher. Oft treten allergische Reaktionen auf, die wie auf Stufe zwei mit einer systematischen Ausschüttung von toxischen Stoffen durch morgendliches Husten, eine verstopfte Nase, belegte Zunge, kleine Ausschläge, Pickel oder Ekzeme einhergehen. Auch die Leber, die Nieren und der Darm wollen sich von den Giften befreien, was unangenehme Symptome und Schmerzen verursacht.

Auf der dritten Stufe entstehen chronische Krankheiten. Schlacken lagern sich im Gewebe ein, die Folgen sind Cellulite, Fettablagerungen und Übergewicht sowie im Bereich der Augen Bindehautentzündung, Rötungen, Jucken, trockene Augen.

Vierte Stufe: Stau von Flüssigkeit

Zu den Symptomen der drei vorhergehenden Stufen kommt jetzt die Verschlackung der Zellzwischenräume hinzu. Abfallprodukte lagern sich in Grieß-Konsistenz und als Steine in den Nieren, der Gallenblase und den Gelenken ab. Die Schlacken befinden sich noch nicht in den Zellen, sondern in den Zellzwischenräumen. Dabei ist die Zellversorgung mit Nährstoffen und Elektrosignalen bereits gestört (siehe erste Stufe).

Es entstehen Schwellungen im Gesicht, in den Beinen und um die Achillessehne, was mit Problemen im Genitalbereich zusammenhängen kann. Unscharfes Sehen deutet unter anderem auf die Anfänge von grauem Star hin.

Beginnen wir auf dieser Stufe mit der Reinigung des Körpers, so können wir unsere Gesundheit noch rechtzeitig wiederherstellen.

Fünfte Stufe: Deformation der Organe

Auf dieser Stufe deformieren sich die betroffenen Organe und Sinnesorgane. Die Verschlackung des Körpers durch große Mengen von Toxinen führt zur Verhärtung und Vergrößerung der Organe und zu einer Verengung der Gefäße.

Rheuma, Polyarthritis, Herzvergrößerung, Knochendeformation, Bluthochdruck, Leberzirrhose, Erkrankungen der Schilddrüse, der Bauchspeicheldrüse und der Nebennieren, ein Fortschreiten von Geschwürkrankheiten, grauer und grüner Star, Makuladegeneration, diabetische Retinopathie und alle anderen ernst zu nehmenden Krankheiten können die Folge sein.

In diesem Stadium ist der Mensch bereits abhängig von Medikamenten und Ärzten, wobei reine Symptombehandlung betrieben wird, was keine effektive Heilung bringt und zu verstärkter medikamentöser Vergiftung führt.

Sechste Stufe: Degeneration

Hier beginnt die Degeneration des Gewebes der Leber, des Gehirns und anderer Organe. Es kommt zu Schlaganfällen, Lähmungen, Morbus Bechterew, Parkinson, multipler Sklerose und Erblindung.

Siebte Stufe: Zersetzung

Auf der siebten Stufe der Verschlackung ist die Zersetzung von Zellen und Organen zu beobachten. Es bilden sich bösartige Tumore. Die Menge der Toxine macht das Leben nahezu unmöglich. Auch in und um das Auge herum können sich Tumore bilden.

GESUNDE ERNÄHRUNG

Der erste Schritt zur Genesung des Körpers ist die Umstellung auf vegane Trennkost, wobei auf alle Lebensmittel tierischer Herkunft verzichtet wird und pflanzliche Lebensmittel, die sich nicht miteinander vertragen, nicht bei einer Mahlzeit zusammen gegessen werden.

Wer sich vegan ernährt, lebt nicht automatisch gesund. Viele Menschen greifen gerade zu Beginn der Umstellung auf Ersatzprodukte zurück, die schädliche Zusatzstoffe enthalten, essen überwiegend gekochte Nahrung, größere Mengen an Getreideprodukten, Nüssen und Zucker. Das alles hilft der Entgiftung nicht wirklich. Um gesund zu essen, sollte man als Erstes verstehen, was während der Verdauung im Körper geschieht.

Lebensmittelgruppen

Es gibt verschiedene Lebensmittelgruppen, die sich entweder gut oder nicht gut miteinander vertragen. Unter Trennkost-Befürwortern kursieren unterschiedliche Angaben zu den Einteilungen der Nahrungsmittel. Ich unterteile sie gemäß dem Hauptinhaltsstoff in die folgenden vier Gruppen: Eiweiße, Kohlenhydrate, frische Lebensmittel und Obst und Beeren.

1. Eiweiße	2. Kohlen-hydrate	3. Frische Lebensmittel	4. Obst und Beeren
Fleisch	Teigwaren	Gemüse (außer	Alle Sorten von
Fisch	Getreide	Kartoffeln)	Obst und Beeren –
Eier	Getreidemilch,	Salate	roh, gekocht oder
Milch	wie Reis-,	Kräuter	getrocknet
Milcherzeugnisse	Dinkel-,	Blätter von	
(auch von Ziegen	Hafermilch	Sträuchern	
und Schafen)	Kartoffeln	und Bäumen	
Hülsenfrüchte	Pastinaken	Essbare Blüten	
Soja (Tofu,	Kürbis	Sauerkraut und	
Sojasahne,	Zucker	fermentiertes,	
-joghurt, -milch)	Honig	ohne Essig	
Seitan	Agaven-	eingelegtes	
Pilze	dicksaft,	Gemüse	
Nüsse	Agavennektar		
Samen	(roh)		
Nuss- und	Ahorn-, Reis- und		
Mandelmilch	Rübenzucker-		
sowie	sirup		
Samenmilch	Kokosblüten-		
Auberginen	zucker		

Das musst du beachten:

⊚ Die erste Gruppe verträgt sich gut mit der dritten und kann mit ihr gemischt werden.

⊚ Die zweite Gruppe verträgt sich ebenfalls gut mit der dritten und kann gemischt werden.

⊚ Die vierte Gruppe verträgt sich mit keiner, mit Ausnahme von grünen Blättern und Kräutern. Letztere vertragen sich mit allen Gerichten.

Wenn die Lebensmittelgruppen falsch miteinander gemischt werden, verursacht das Gärung und Blähungen, was auf den Körper toxisch wirkt. Wenn du jedoch die oben genannten einfachen Regeln einhältst, gewinnst du an Gesundheit und Vitalität. Du belastest deinen Körper nicht weiter und übersäuerst auch nicht länger. Das Verhältnis zwischen Basen und Säuren sollte in unserem Körper vier zu eins sein, aber durch die bei uns übliche Ernährung ist es umgekehrt. Mit veganer Trennkost bist du in der Lage, den Säure-Basen-Haushalt im Gleichgewicht zu halten. Und das ist nicht alles: Vegane Trennkost ist optimal auf die Verdauung ausgerichtet, was dazu führt, dass dein Körper die angebotenen Inhaltsstoffe voll verwerten kann und nicht weiter verschlackt.

Die Verdauungsdauer

Jedes Nahrungsmittel hat eine bestimmte Verweildauer im Magen und Zwölffingerdarm. Damit keine unverdaute Nahrung in den Zwölffingerdarm gelangt und das Milieu schädigt, sind ausreichende Pausen zwischen der Nahrungsaufnahme wichtig. Die folgenden Zeitangaben sind ungefähre Werte, denn neben der Nährstoffbilanz der Nahrung spielt es auch eine Rolle, ob das Essen gemischt wurde, ob zu der Mahlzeit getrunken wurde, ob Alkohol konsumiert wurde und ob man gesund ist.

- Fleisch: 6 bis 8 Sunden
- Wurstwaren: bis zu 12 Stunden
- Fisch: etwa 4 Stunden
- Joghurt: 2 Stunden
- Käse: etwa 6 Stunden
- Pilze: etwa 7 Stunden
- Kohlenhydrate (Getreide, Brot, Süßwaren): etwa 4 Stunden
- gekochtes Gemüse: 2 bis 4 Sunden
- rohes Gemüse: 1½ bis 2 Stunden
- gekochtes Obst: 2 Stunden
- gekochtes Obst mit Zucker: bis zu 4 Stunden
- frisches Obst: etwa 1 Stunde
- frisch gepresste Gemüsesäfte: 15 Minuten.

Wenn wir das Essen durch gleichzeitiges Trinken verdünnen, verlängert sich die Verweildauer, ganz besonders dann, wenn es sich um Säfte, Alkohol und zuckerhaltige Getränke handelt. In dem Fall addiere vier Stunden zur normalen Verweildauer hinzu. Ich empfehle, zum Essen nichts zu trinken, und wenn, dann nur wenig und stilles Wasser.

Ungünstige Kombinationen von Nahrungsmitteln können die Verdauungsdauer ebenso erhöhen. Aus diesem Grund empfehle ich strikte Trennkost nach der obigen Tabelle. Mehr Information über bewusste Ernährung und viele Rezepte zur Trennkost findest du in meinem Buch *Gesund und jung durch richtige Ernährung.*

Richtig trinken

Wasser ist Leben. Der Mensch scheidet täglich etwa 1,5 Liter Wasser aus. Diese Menge an Flüssigkeit sollte unbedingt gedeckt werden, und zwar mit reinem strukturiertem Wasser ohne Kohlensäure und andere Zusätze. Kaffee, Tee, Saft und Getränke zählen nicht als Flüssigkeit, sondern als Nahrung. Koffein-, alkohol- und zuckerhaltige Getränke sowie solche mit künstlichen Zusätzen und Kohlensäure belasten unseren Körper darüber hinaus erheblich.

Für die optimale Gesundheit sind 2 Liter Wasser am Tag sehr förderlich. Man sollte zehn bis 30 Minuten vor einer Mahlzeit trinken und dann erst wieder eine Stunde nach einer Mahlzeit.

Rote und blaue Lebensmittel

Alle Lebensmittel mit der Farbe Rot und Blau helfen unseren Augen, sich zu regenerieren. Ganz besonders zu empfehlen sind Karotten, rote Äpfel, Rote und Schwarze Johannisbeeren, Heidelbeeren, Sanddorn und Hagebutten. Auch Goji-Beeren mit ihrem hohen Gehalt an Lutein und Zeaxanthin, die für den Stoffwechsel der Makula benötigt werden, sind wichtig für die Gesundheit der Augen.

In Drogeriemärkten und Apotheken gibt es Vitamin A und Vitamin-Mixe extra für die Augen. Meistens handelt es sich dabei jedoch um künstlich erzeugte Vitamine, denen Zusatzstoffe beigefügt wurden. Dies belastet unsere Gesundheit mehr, als dass es uns hilft. Die besten Vitamine befinden sich in frischen Lebensmitteln aus Bio-Anbau. Wenn man sich von Rohkost mit einem hohen Anteil von Blattgrün ernährt, sorgt man für eine gute Nährstoffzufuhr. Sehr viele Nährstoffe sind in grünen Blättern und Kräutern enthalten. Man kann diese auch in konzentrierter Form aufnehmen: als Presslinge oder Pulver. Ich empfehle Gerstengrassaft, Afa-Algen, Chlorella, Spirulina und Moringa.

TIPPS FÜR DIE ENTGIFTUNG

Die folgenden Tipps sind zur Entgiftung des physischen Körpers und insbesondere für die Augengesundheit wertvoll. Nimm dir Zeit, sie auszuprobieren, und spüre nach, wie sie sich auf deinen Körper und deine Augen auswirken.

Gurken- und Reinigungstag

Eine regelmäßige Reinigung unseres Körpers von innen heraus ist für unsere Gesundheit essenziell wichtig. Wer das Fasten nicht gut verträgt, kann stattdessen mindestens einmal in der Woche einen Gurkentag einlegen. Die Gurke ist ein wunderbares Gemüse, das basisch ist und den Körper von Parasiten befreit.

Ein Gurkentag geht ganz einfach: Du isst den ganzen Tag über nur Gurken, am besten ohne Öl und Salz. Dazu können Petersilie, Dill, Koriander, Schnittlauch, Bärlauch, Rucola, Staudensellerie und Avocado gereicht werden. Und wenn du den Parasiten im Darm gründlich den Garaus machen möchtest, füge Knoblauch hinzu. Ob du die Zutaten mischst, schneidest oder pürierst und in welcher Menge du sie verzehrst, ist ganz dir überlassen. Achte bitte auf eine gute Qualität des Gemüses und der Kräuter. Sie sollten unbedingt aus biologischem Anbau stammen.

Wichtig: Trinke zwischen, frühestens jedoch eine halbe Stunde nach den Mahlzeiten genügend reines Wasser. Nimm am Abend zum Abschluss des Gurken- und Reinigungstages etwa 15 Chlorella-Presslinge ein, um die Toxine im Körper zu binden.

Das Ergebnis der Körperreinigung wirst du umgehend spüren; es geht dir danach viel besser, und deine Augen werden es dir auch danken. Vielleicht entscheidest du dich beim nächsten Mal, einen weiteren Gurkentag anzuhängen.

Ölziehkur zur Entgiftung des Körpers

Die Ölziehkur stammt aus der russischen Volksmedizin. Sie ist eine einfache und natürliche Methode, um den Körper gründlich zu entgiften. Die positive Wirkung wirst du auch in Bezug auf deine Augen spüren.

Für die Ölziehkur nimmt man noch nüchtern 1 Esslöffel kalt gepresstes Sonnenblumen-, Kokos- oder Sesamöl in den Mund. Dieses wird nun drei Minuten lang gesaugt, geschlürft und durch die Zähne gezogen, ohne es herunterzuschlucken. Während dieses Vorgangs zieht das Öl viel Speichel, in dem Gift- und Abbaustoffe enthalten sind. Wichtig: Das Öl nicht schlucken! Durch die Prozedur enthält es große Mengen an Krankheitserregern, Schadstoffen und anderen schädlichen Substanzen. Spüle nach dem Ausspucken den Mund mit Wasser. Wiederhole das Ganze noch zwei Mal, damit wirklich alle Gifte aus dem Mund entfernt werden.

Wenn man den Mund länger als drei Minuten mit dem Öl spült, ergibt sich die Gefahr, dass die Gifte durch die Schleimhaut wieder aufgenommen werden, besonders dann, wenn es im Mund kleinste Verletzungen oder Entzündungen gibt. Putze danach am besten gleich die Zähne und schabe die Zunge. Um Plastik zu vermeiden, kannst du den Zungenschaber aus einem Ayurveda-Shop beziehen, wo er in Edelstahl oder Gold, Silber oder Kupfer erhältlich ist.

Man kann das Ölziehen 14 bis 21 Tage als Kur durchführen. Ich persönlich mache es täglich, weil es mir einfach guttut.

Natron, ein Mittel zur Entsäuerung

Natron oder auch Speisesoda ist ein wunderbares Mittel zu Entsäuerung und Entgiftung des Körpers.

Löse ¼ Teelöffel Natron in einem Glas mit warmem Wasser auf. Trinke die Mischung auf nüchternen Magen. Ich empfehle eine Kur über ein bis zwei Wochen. Bei den ersten Anzeichen einer Erkältung ist dieser Tipp besonders hilfreich, denn mit Natron kann sich der Körper schneller reinigen.

Geranien-Rezepte

Geranien sind in Deutschland sehr beliebte Balkonpflanzen, aber wusstest du, dass sie auch heilende Eigenschaften besitzen?

Bei Kopfschmerzen teile ein frisches großes Geranienblatt und knete jede Hälfte zu einer Kugel. Dann gib sie in deine Ohren, doch nicht zu tief. Lege dich hin und entspanne für 15 bis 30 Minuten. Anschließend entferne die Kugeln wieder.

Für die Augen kannst du Geranien-Tropfen ganz einfach selbst herstellen. Nimm dafür eine Handvoll Blätter, schneide sie ganz fein mit dem Messer, und drücke den Saft mithilfe eines Mulltuchs heraus. Mische ihn im Verhältnis eins zu eins mit abgekochtem, abgekühltem Wasser, und fülle ihn in ein steriles Tropffläschchen. Du kannst auch Lichtmedizin-Wasser zum Verdünnen nehmen (siehe Seite 158). Gib jeweils drei Mal täglich 1 Tropfen in jedes Auge im Rahmen einer Sieben-Tage-Kur. Die Tropfen nach der Zubereitung im Kühlschrank aufbewahren und maximal sieben Tage verwenden.

Für diese Zwecke habe ich immer eine Geranienpflanze im Haus, auch im Winter.

Löwenzahn-Ideen

Löwenzahn wächst im Frühjahr und Sommer überall, kostet nichts und ist sehr gesund. Löwenzahnblätter, -blüten, -stängel (in kleinen Mengen) und auch die Wurzeln können als Gemüse gegessen werden. Sie reinigen und stärken die Leber. Nicht vergessen: Eine gesunde Leber bedeutet gesunde Augen.

Mit Löwenzahn-Kompressen kann man die Sehkraft unterstützen. Sammle hierfür eine Handvoll Löwenzahnblätter und presse den Saft aus. Tränke damit Wattepads und lege sie auf die Augen.

Entspanne für zehn Minuten, und schicke in dieser Zeit Licht und Liebe zu deinen Augen. Oder mache die Meditationsübung zu Sichtaktivierung (siehe Seite 46).

Kräuterkompressen

Für die Augenkompressen kann man außer Löwenzahn auch Kamillen-, Melissen- oder Salbeitee verwenden. Dafür den Tee aufbrühen, ziehen lassen und die Wattepads gut damit tränken. Etwas abtropfen lassen und nicht zu heiß auf die geschlossenen Augen legen. Du kannst dies mit einer Mediation für die Augen aus diesem Buch verbinden. Zur Verstärkung der Wirkung ein gefaltetes Handtuch über die Augen legen und für 15 Minuten entspannen.

Rosenwasser für entzündete Augen

Bei trockenen, geröteten und entzündeten Augen hilft Rosenwasser. Mit Rosenwasser getränkte Wattepads für zehn Minuten auf die geschlossenen Augen legen und entspannen.

Man kann Rosenwasser in eine Sprühflasche füllen und öfter auf die geschlossenen Augen oder das ganze Gesicht aufsprühen.

Bitterkräuter für die Leber

Iss regelmäßig etwas Bitterkräuter, diese bringen deine Leber wieder in Schwung. Dazu zählen Löwenzahn, Schafgarbe, Kresse und Rucola, im Winter Chicorée und Endiviensalat. Die Bitterstoffe befreien die Leber von einem Stau und unterstützen die Verdauung.

Auch Kräutertees sind wunderbare Helfer. Man findet im Reformhaus oder in der Drogerie spezielle Teemischungen für die Leber, unter anderen mit Wermutkraut, Mariendistel, Schafgarbenkraut, Rainfarn.

Leberreinigung mit Knoblauch

Knoblauch enthält viele schwefelhaltige Aminosäuren, welche die Bildung von Leberenzymen anregen, die besonders für die Ausleitung von Giftstoffen aus dem Körper verantwortlich sind. Auch die Zellwände der Leber werden durch die positive Wirkung des Knoblauchs auf die Gefäße gestärkt.

Einfach regelmäßig etwas frischen Knoblauch in den Salat geben. Frische Petersilie, die zusammen mit Knoblauch gegessen wird, vermindert den Geruch und liefert dem Körper zusätzlich wichtige Mineralien. Oder einfach Pfefferminzblätter kauen.

Saft für die Leber

Auch mit den Saftkuren kann man die Funktion der Leben enorm unterstützen. Trinke öfter frisch gepresste Gemüsesäfte, wie Karotte, Sellerie, Fenchel und Rote Bete.

Leberwickel mit Schafgarbenkraut

Ein Leberwickel sorgt dafür, dass die Leber stärker durchblutet und bei ihrer wichtigen Entgiftungsarbeit unterstützt wird. Besonders im Winter tut diese Behandlung gut.

Bringe 1 Liter Wasser zum Kochen. Gib 4 Esslöffel Schafgarbenkraut in das kochende Wasser, und lass es zehn Minuten ziehen, danach seihe es ab. Tränke ein Handtuch darin, und wringe es kräftig aus (Vorsicht, heiß!). Lege es anschließend auf den rechten Oberbauch (Leberregion), und decke es mit einem trockenen Tuch ab. Du kannst den Wickel auch mit einem Schal fixieren. Lege eine Wärmflasche darüber, und bleibe eine halbe Stunde so liegen. Die ideale Uhrzeit für einen Leberwickel liegt zwischen 12 und 14 Uhr. Der abnehmende Mond unterstützt die Wirkung noch zusätzlich.

Orangenöl

Echte ätherische Öle können therapeutisch angewendet werden. 2 bis 3 Tropfen Orangenöl in etwas Kokos- oder Sesamöl gegeben und auf die Lebergegend aufgetragen, helfen der Leber, sich auf physischer und emotionaler Ebene zu erholen. Durch das Orangenöl kommen die Säfte und angestauten Emotionen wieder in Fluss. Wichtig: nur reine, qualitativ wertvolle Öle verwenden!

VERSPANNUNGEN

Als Ursache für Augenerkrankungen und Sehschwäche im physischen Körper gelten auch Verspannungen im Nacken- und Schulterbereich und um die Augen herum. Probleme der Halswirbelsäule können zu Verspannungen führen oder sie verstärken.

Spüre einmal hin: Wie oft verspannst du deine Augen in dem Versuch, dadurch besser zu sehen? Kneifst du sie zusammen, wenn du versuchst, etwas in der Ferne zu erkennen? Oder spannst du die Muskulatur unter den Augen an, um eine kleine Schrift lesen zu können?

Um die Augen entspannen zu können, ist es wichtig, dass du dir bewusst wirst, welche Situationen dazu führen, dass du alle am Sehen beteiligten Muskelgruppen anspannst. Nimm dir Zeit zu spüren, wie es sich anfühlt, wenn du liest, am Computer sitzt oder den Blick schweifen lässt. Viele unserer Angewohnheiten können chronische Verspannungen verursachen und unser Sehvermögen beeinträchtigen. Wir sollten daher lernen, unsere Augen, unser Gesicht und auch den ganzen Körper regelmäßig zu entspannen.

Pause machen – Augen stärken

Übermäßiger Computer- und Fernsehkonsum wirkt sich ebenfalls ungünstig auf die Augen auf, genau wie ein langer Aufenthalt in geschlossenen Räumen.

Denn ob Computerarbeit, Fernsehen oder sogar Lesen und Nähen, alles spielt sich auf einer Fläche ab. Unsere Augen werden dabei in ihrer Bewegung eingeschränkt. Besonders der Wechsel von nah und fern kommt dabei zu kurz.

Unsere Augenlinsen sind elastisch. Damit das Auge sowohl in der Nähe als auch in der Ferne scharf sehen kann, ist eine dynamische Anpassung vonnöten: die sogenannte Akkommodation. Mithilfe von Muskelfasern wird die Linse entweder gestreckt (Fernsicht) oder gestaucht (Nahsicht). Verharrt das Auge für viele Stunden in der Nahsicht, kann es nicht entspannen. Es verliert seine

Elastizität, und die an der Nahsicht beteiligten Muskelgruppen verspannen zusätzlich.

Daher solltest du immer wieder bewusst einen Ausgleich schaffen, Pausen einlegen und in die Ferne schauen, blinzeln und gähnen. Das hilft dir, das Gesicht zu entspannen.

Brillen und Kontaktlinsen

Auch ständiges Brillentragen vergrößert die Augenschwäche und die Verspannungen der Augen, da es die Augen in ihrer natürlichen Bewegung einschränkt.

Ich empfehle, regelmäßig die Brille abzunehmen und Augenübungen durchzuführen, um den Augen dabei zu helfen, sich selbst zu heilen. Wir nehmen uns Zeit, um unseren Körper zu trainieren, doch an unsere Augen denken wir nur selten. Am besten können wir uns in der Natur erholen, durch natürliche Lichtverhältnisse und Eindrücke der Landschaft, die nicht nur dem Körper, sondern auch der Seele guttun.

Kontaktlinsen sind für die Augen noch ungünstiger, denn sie verursachen Mikro-Verletzungen der Hornhaut. Wer morgens die Linsen ins Auge einsetzt, nimmt sie sehr wahrscheinlich nicht zwischendurch heraus, um den Augen eine Pause zu gönnen und sich zu regenerieren. Außerdem kann das Sonnenlicht die Augen nicht erreichen und folglich auch nicht an die energetischen Zentren weitergeleitet werden, um uns mit Lebensenergie zu versorgen (siehe Seite 75).

Gesichtsmassage

Eine Gesichtsmassage am Abend hilft, dass die Augen sich über Nacht wirksam erholen.

Reibe deine Hände aneinander, um sie zu wärmen und zu energetisieren. Dann reibe dein ganzes Gesicht etwa 18 Mal mit den Händen, so als ob du dich wäschst. Streiche anschließend zehn Mal mit einer Handfläche über deine Stirn, von Schläfe zu Schläfe. Streiche mit kreisenden Bewegungen zehn Mal deine Wangen aus und dann den Hals und den Nacken, ebenfalls zehn Mal. Danach massiere deine Ohren und ganz besonders die Ohrläppchen. Falls du Ohrringe trägst, nimm sie wenigstens über Nacht ab, damit sich dein Energiesystem wieder erholen kann.

Bei Verspannungen im Gesicht helfen auch die Augengymnastik (siehe ab Seite 113) sowie die mentale Gymnastik (siehe ab Seite 120) ganz ausgezeichnet.

ⓖ ⓖ ⓖ

Das Wissen um die Vorgänge in unserem physischen Körper und die Tipps zur Entgiftung und Entspannung helfen uns, bei den Ursachen für Augenleiden anzusetzen. Dabei sollten wir jedoch immer daran denken, dass unser physischer Körper nicht getrennt von unseren Emotionen und unserem Geist existiert. Er ist mit den feinstofflichen Körpern eng verwoben, wie dir die nächsten Kapitel zeigen. Und das wirkt sich immer auch auf unsere Augen aus.

Der ätherische Körper

Der ätherische Körper hat den gleichen Aufbau wie der physische, er schwingt aber höher und gibt diesem Halt und Vitalität. Daher wird er auch als Vitalkörper bezeichnet.

Der ätherische Körper durchdringt den physischen und dehnt sich circa ein bis zehn Zentimeter über ihn hinaus. Je gesünder wir sind, desto mehr Strahlkraft und Volumen besitzt diese Körperschicht. Man bezeichnet ihn auch als Blaupause, denn in diesem Körper ist der ursprüngliche Bauplan des physischen Körpers vorhanden. Wenn ein Glied, Organ, Zahn oder Auge im physischen Körper fehlt, ist es im ätherischen Körper noch immer vorhanden. Mehr noch: Im ätherischen Körper befindet sich die göttliche Matrix unserer vollkommen gesunden Augen (siehe Seite 53 und 82).

Die Organe des ätherischen Körpers sind Chakren (siehe Seite 38), die durch Meridiane oder Energiebahnen verbunden werden. Auf diesem Wege versorgt der ätherische Körper den physischen mit Lebensenergie. Wenn auch nur ein Chakra aus der Kraft kommt, ist das ganze System gestört. Die Schwingung des ätherischen Körpers verdichtet sich, und dies wirkt sich auf den physischen Körper und natürlich auch auf alle anderen feinstofflichen Körper aus. Aus diesem Grund ist es besonders wichtig, auf die harmonische Schwingung der Chakren und den ungestörten Energiefluss zu achten.

ENERGIEZENTREN, LEBENSENERGIEKANAL UND DIE FUSSSOHLEN

Unser energetischer Körper – die Aura – hat die Form eines großen Eies. In der Mitte befindet sich unser physischer Körper. Die universelle kosmische Energie strömt in unseren energetischen und physischen Körper durch den Lebensenergiekanal, der durch unsere Mitte verläuft. Im Lebensenergiekanal befinden sich neun wichtige energetische Zentren, die auch Chakren genannt werden.

Sieben Energiezentren sind in unserem physischen Körper gelegen: das Wurzelchakra im Genitalbereich, das Sakralchakra, etwa zwei Fingerbreit unter dem Bauchnabel, das Solarplexuschakra in unserem Solarplexus, das Herzchakra in der Mitte der Brust, das Halschakra im Halsbereich, das Stirnchakra zwischen den Augenbrauen und das Kronenchakra an der höchsten Stelle des Kopfes. Zwei Energiezentren befinden sich im energetischen Körper und außerhalb des physischen Körpers: das Himmelschakra, etwa einen halben Meter über unserem Kopf, und das Erdchakra, etwa einen halben Meter unter unseren Füßen.

Die Energie fließt durch unseren Körper und durch den Lebensenergiekanal und belebt, erneuert und reinigt unser System. Damit wir optimal mit Energie versorgt und auch von Schlacken gereinigt werden, sollte unser Lebensenergiekanal zu 100 Prozent offen sein. Hierbei spielen auch die Hand- und Fußchakren eine große Rolle. Denn durch die Hände und damit auch durch unsere Handchakren nehmen wir Energie von unserer Umgebung auf oder geben sie wieder ab. Die Handchakren stehen in Verbindung mit dem Herzchakra. Wenn unser Herzchakra offen und heil ist, fließt hier die Energie der Ur-Liebe in alles hinein, was wir berühren und was wir hervorbringen. So verteilen wir die Liebe in die Welt. Intuitiv wissen wir über diesen energetischen Mechanismus Bescheid: Wir legen die Hand auf die Schulter eines Menschen, um ihn zu trösten und ihm etwas von der Schwere zu nehmen. Wir legen die Hand auf eine Wunde, um zu heilen. Wir öffnen die Hände, wenn wir uns freuen, um die Energie aufzunehmen, und wenn wir einen Menschen oder ein Tier streicheln, geben wir Liebe durch unsere Hände ab. Wenn wir mit den Händen etwas oder jemanden berühren, nehmen wir automatisch fremde Energien in uns auf. Dazu gehören auch Schwingungen, die uns nicht guttun. Die Handchakren kommunizieren mit unseren Fußchakren, und immer, wenn wir negative Energien berühren und in uns aufnehmen, werden sie zu unseren Fußsohlen geleitet und durch die Fußchakren und das Erdchakra entsorgt und transformiert. Dies kann aber nur dann vollständig funktionieren, wenn unser Lebenskanal zu 100 Prozent offen und unser Körper von Verschlackungen frei ist. Sonst kann sich die negative Energie in uns ansammeln und uns belasten.

Die Energie des Herzens ergießt sich auch durch unsere Augen in die Welt. Ein Blick kann Liebe, Güte, heilende Hinwendung in sich tragen. Wenn das Herzchakra aber belastet ist, fließt die belastende Energie durch unseren ätherischen Körper und vernebelt unsere Sicht.

Wenn wir unschöne Dinge sehen, die uns zwar emotional nicht hochgradig belasten, die uns jedoch disharmonisch erscheinen, können diese auf Dauer unsere Augen schwächen. Auch solche Eindrücke sollten wir durch die Füße bewusst in die Erde schicken und um Transformation bitten. Bilder, die uns emotional berühren und stark belasten, die uns in unserem Herzen wehtun, sollten ganz bewusst transformiert werden. Hierbei hilft die Meditation. Anschließend können wir uns neue Bilder vorstellen, mit glücklichen, gesunden Menschen und Tieren, dieses Bild in unser Herz und dann ins Universum schicken.

Außer den Chakren befindet sich auf unseren Fußsohlen eine große Zahl von Akupunkturpunkten, die mit all unseren Organen durch Meridiane oder energetische Kanäle verbunden sind. Stoffliche und energetische Gifte werden durch die Meridiane über die Fußsohlen entsorgt. Auch die Augen reinigen sich durch die Verbindung zur Erde und unsere Verwurzelung (siehe oben).

Häufig ist unser Lebensenergiekanal auf der Höhe des Erdchakras blockiert. Dann kann unser Körpersystem die Toxine nicht optimal entsorgen. Sie sammeln sich über Jahre hinweg an und verursachen körperliche und emotionale Beschwerden und Krankheiten. Die Reinigung des Lebensenergiekanals und der Chakren ist daher essenziell wichtig für unsere Lebensqualität und Gesundwerdung, auch die unserer Augen.

Die folgende Übung hilft dir zu diagnostizieren, zu wie viel Prozent dein Lebensenergiekanal offen ist.

ÜBUNG: SELBSTDIAGNOSE

Stelle dich aufrecht hin. Bringe deine Aufmerksamkeit ins Hier und Jetzt. Nimm deinen Körper wahr. Lass deine Aufmerksamkeit zu deinem Herzchakra fließen, in der Mitte deiner Brust. Spüre in dich hinein und visualisiere, wie durch deinen Körper eine Säule aus Energie verläuft. Konzentriere dich darauf und nimm sie wahr. Frage dich, wie sie sich anfühlt. Ist die Säule leuchtend, fließend und frei? Fließt die Energie zu mehr als 10, 20 30 oder 40 Prozent? Fließt die Energie zu mehr als 50, 60 70 oder 80 Prozent? Fließt die Energie zu 90, zu 100 Prozent?

Spüre in dich hinein, und lass die Information intuitiv in dir aufsteigen. Du spürst es: In dem Moment, in dem du die Frage stellst, bekommst du die Antwort als Gefühl in dir. Denn dein Körper kommuniziert immer mit dir und ganz besonders dann, wenn du dich ihm bewusst zuwendest.

Wenn du festgestellt hast, dass dein Lebensenergiekanal nicht zu 100 Prozent offen ist, zeigt dir das, zu wie viel Prozent dir Energie fehlt und wie sehr dein System verschlackt ist.

Um die Schlacken optimal auszuleiten, ist es wichtig, dass der Kanal nicht blockiert ist. Besonders Menschen, die durch ihren Beruf viel mit anderen zu tun haben – wie zum Beispiel Krankenschwestern, Altenpfleger, Ärzte, aber auch Friseure oder Kosmetikerinnen –, sollten ihren Energiezustand unbedingt regelmäßig überprüfen und sich bewusst von Toxinen reinigen, die sie von anderen Menschen aufnehmen.

MEDITATION: LEBENSENERGIE-KANAL ZU 100 PROZENT ÖFFNEN

Setze dich für diese Übung auf den Stuhl, sodass deine Füße auf dem Boden stehen, oder stelle dich hin, denn in dieser Position ist es einfacher, die Energie zu lenken. Bettlägerige Patienten und auch Querschnittsgelähmte können die Übung im Liegen durchführen, nur sollte man sich vorstellen, dass man auf der Erde liegt. Nimm die Brille ab und schau die Welt an, teste deine Sehstärke. Dann bringe deinen Körper möglichst in eine gerade Position, lass die Schultern entspannt fallen, richte den Kopf gerade.

... Herzchakra, und spüre in ... enes Licht, das Licht dei- ... as Licht, und fühle, wie es ... ßt nach allen Seiten und ... zwischenräume und deine

... auf deine Fußsohlen und ... Konzentration und Gefühl ... gie fließt hier. Nun wende ... n Höheres Selbst. **Sprich:** ... es Selbst, ich bitte um die ... er Meridiane und Akupunk- ... g des Lebensenergiekanals.

... t auf dich und spüre, wie

... alle heilbedürftigen Situa- ... ckade manifestiert haben.

... nm die Heilung an. ... paltenen Seelenanteile, nun

41

Atme ein, als ob du dich selbst in dich einatmest, und spüre die Heilung.

Sprich: »Meine liebe Seele, mein Höheres Selbst, ich bitte um vollkommene Wiederherstellung meines Lebensenergiekanals. Jetzt!«

Spüre in dich hinein und nimm die Heilung an.

Nun gehe in das Gefühl der Dankbarkeit und der Liebe. Und spüre, wie der Strom der Lebensenergie durch dich fließt, deine Aura und deinen physischen Körper reinigt und mit frischer Energie erfüllt.

Genieße diesen Zustand. Dann bewege dich, strecke dich und gähne.

Schau wieder die Welt an, stelle fest, wie deine Sicht ohne Brille nach dieser Übung ist.

OFFEN DURCH DIE WELT GEHEN

Elektrosmog durch Computer, Fernseher, Handys, schnurlose Telefone, WLAN etc. wirkt sich sehr negativ auf unseren ätherischen Körper und darüber hinaus auf unsere Gesundheit aus. Wir sollten den Gebrauch dieser Gegenstände, so weit es geht, reduzieren. Wenn du mit offenen Augen durch die Welt gehst, bekommst du viele Feinheiten mit und spürst die Natur, die Mitmenschen wieder. Du erkennst das Wunder der Schöpfung. Die Augen können sich entspannen und auf natürliche Weise den Wechsel aus Nah- und Fernsicht trainieren. Menschen, die die ganze Zeit auf ihre Handys starren, kommen mir manchmal wie Zombies vor. Sie bekommen nichts von der Außenwelt mit und entfernen sich auf diese Weise von der Einheit allen Seins.

TIPP: Basische Fußbäder (Reformhaus) und Barfußgehen helfen unserem Körper, sich von physischen und energetischen Toxinen zu befreien. Morgens auf der Wiese, wenn das Gras mit Tau be-

MEDITATION: LEBENSENERGIE-KANAL
ZU 100 PROZENT ÖFFNEN

Setze dich für diese Übung auf den Stuhl, sodass deine Füße auf dem Boden stehen, oder stelle dich hin, denn in dieser Position ist es einfacher, die Energie zu lenken. Bettlägerige Patienten und auch Querschnittsgelähmte können die Übung im Liegen durchführen, nur sollte man sich vorstellen, dass man auf der Erde liegt. Nimm die Brille ab und schau die Welt an, teste deine Sehstärke. Dann bringe deinen Körper möglichst in eine gerade Position, lass die Schultern entspannt fallen, richte den Kopf gerade.

Atme in deine Mitte zu deinem Herzchakra, und spüre in deinem Herzen ein kleines goldenes Licht, das Licht deiner Seele. Konzentriere dich auf das Licht, und fühle, wie es sich auszudehnen beginnt. Es fließt nach allen Seiten und erfüllt all deine Zellen, deine Zellzwischenräume und deine ganze Aura.

Dann richte die Aufmerksamkeit auf deine Fußsohlen und konzentriere dich auf sie. Je mehr Konzentration und Gefühl du hineingibst, desto mehr Energie fließt hier. Nun wende dich an deine Seele und an dein Höheres Selbst. **Sprich:** »Meine liebe Seele, mein Höheres Selbst, ich bitte um die Reinigung meiner Chakren, meiner Meridiane und Akupunkturpunkte. Ich bitte um Reinigung des Lebensenergiekanals. Jetzt!«

Zentriere deine Aufmerksamkeit auf dich und spüre, wie es geschieht.

Sprich: »Ich bitte um Heilung für alle heilbedürftigen Situationen, die sich durch diese Blockade manifestiert haben. Jetzt!«

Spüre, wie es geschieht, und nimm die Heilung an.

Sprich: »Ich bitte all meine abgespaltenen Seelenanteile, nun zu mir zurückzukehren. Jetzt!«

Atme ein, als ob du dich selbst in dich einatmest, und spüre die Heilung.

Sprich: »Meine liebe Seele, mein Höheres Selbst, ich bitte um vollkommene Wiederherstellung meines Lebensenergie-kanals. Jetzt!«

Spüre in dich hinein und nimm die Heilung an.

Nun gehe in das Gefühl der Dankbarkeit und der Liebe. Und spüre, wie der Strom der Lebensenergie durch dich fließt, deine Aura und deinen physischen Körper reinigt und mit frischer Energie erfüllt.

Genieße diesen Zustand. Dann bewege dich, strecke dich und gähne.

Schau wieder die Welt an, stelle fest, wie deine Sicht ohne Brille nach dieser Übung ist.

OFFEN DURCH DIE WELT GEHEN

Elektrosmog durch Computer, Fernseher, Handys, schnurlose Telefone, WLAN etc. wirkt sich sehr negativ auf unseren ätherischen Körper und darüber hinaus auf unsere Gesundheit aus. Wir sollten den Gebrauch dieser Gegenstände, so weit es geht, reduzieren. Wenn du mit offenen Augen durch die Welt gehst, bekommst du viele Feinheiten mit und spürst die Natur, die Mitmenschen wieder. Du erkennst das Wunder der Schöpfung. Die Augen können sich entspannen und auf natürliche Weise den Wechsel aus Nah- und Fernsicht trainieren. Menschen, die die ganze Zeit auf ihre Handys starren, kommen mir manchmal wie Zombies vor. Sie bekommen nichts von der Außenwelt mit und entfernen sich auf diese Weise von der Einheit allen Seins.

TIPP: Basische Fußbäder (Reformhaus) und Barfußgehen helfen unserem Körper, sich von physischen und energetischen Toxinen zu befreien. Morgens auf der Wiese, wenn das Gras mit Tau befeuchtet ist, wirkt das Barfußgehen besonders heilend. Fußbäder, die immer eine Stunde dauern sollten, eignen sich vor allem am Abend, um die tagsüber angesammelten Gifte loszuwerden.

ÜBUNG: MUDRA DES LEBENS FÜR DIE AUGEN

Das Wort Mudra stammt aus dem Sanskrit und bezeichnet eine spezielle Hand- oder Fingerstellung, die zum Beispiel zur Meditation oder Heilung eingesetzt werden kann. In der folgenden Übung hilft dir die Mudra des Lebens, deine Selbstheilungskräfte zu aktivieren, Ausdauer und Vitalität zu erhöhen und die Sehkraft zu erhöhen und zu stabilisieren.

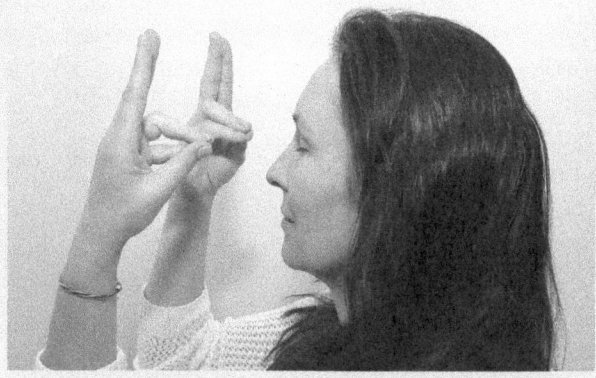

Schau mit dem Gesicht nach Norden. Bringe die Hände auf die Höhe der Augen, und bilde mit beiden Händen die Mudra des Lebens: Führe Daumen, Ring- und kleinen Finger zusammen. Zeige- und Mittelfinger bleiben gestreckt. Halte diese Mudra vor deine Augen (siehe Abbildung).

Sei ganz entspannt und ruhig. Schließe nun die Augen und stelle dir die Farbe Blau vor. Atme diese Farbe in dich hinein und schicke sie auch in deine Augen. Übe mehrmals am Tag je eine Minute lang.

ÜBUNG: AKUPUNKTURPUNKTE AKTIVIEREN

Ich empfehle dir, einmal am Tag die energetischen Punkte an deinem Kopf durch eine Druckmassage zu aktivieren. Sie dient zur Verbesserung der Sehkraft und zur Vitalisierung des ganzen Körpers.

Bevor du beginnst, massiere deine Hände gut durch und reibe sie aneinander. Dann konzentriere dich auf deine Fingerkuppen, und fühle, wie sich durch deine Aufmerksamkeit die Energie sammelt. Sie pulsiert und leuchtet jetzt. Nun beginne mit der Punktmassage. Lege die Finger kräftig auf die folgenden Punkte (siehe Abbildung), dann drücke und zähle jeweils bis sieben. Wenn nicht ausdrücklich ein Finger angegeben ist, folge deiner Intuition, und arbeite mit der Hand, mit welcher es dir bequem ist.

1. Lege drei Finger zwischen die Augenbrauen.
2. Lege je drei Finger auf die Augenbrauen: am Anfang, in der Mitte und am Ende der Augenbraue.
3. Drei Finger auf die oberen Augenknochen. Beide Augen.
4. Drei Finger auf die unteren Augenknochen. Beide Augen.
5. Zeigefinger an den äußeren Augenwinkel. Beide Augen.
6. Zeigefinger an den inneren Augenwinkel. Beide Augen.
7. Zeigefinger neben die Nasenflügel.
8. Zeigefinger zwischen Oberlippe und Nase.
9. Zeigefinger zwischen Unterlippe und Kinn.
10. Drei Finger unter den Wangenknochen. Beide Wangen.
11. Zeigefinger vor den Ohrknorpeln. Beide Seiten.

12. Zeigefinger vor und Zeigefinger hinter dem Ohrläppchen. Beide Seiten.
13. Zeigefinger auf die Halsgrube – hier nur bis drei zählen, weil es meistens eine schmerzhafte Stelle ist. Wenn es mit der Zeit nicht mehr schmerzt, dann kann man die Zeit auf bis zu sieben Sekunden verlängern.
14. Jeweils drei Finger zu beiden Seiten der Schilddrüse.
15. Drei Finger oben am Haaransatz.
16. Drei Finger am höchsten Punkt des Schädels (Kronenchakra).
17. Zeige- oder Mittelfinger am Schädelansatz.

Danach entspanne, schließe deine Augen und spüre die Wirkung. Sende dir Liebe und Dankbarkeit.

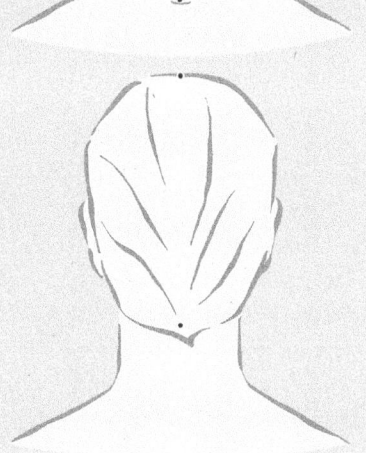

MEDITATION: SICHTAKTIVIERUNG

Die folgende Meditation kannst du so oft wiederholen, wie es dir guttut. Je mehr positive Aufmerksamkeit zu den Augen geschickt wird, desto mehr Energie für die Heilung sammelt sich hier.

Bevor du mit der eigentlichen Meditation beginnst, sieh dir deine Umgebung ohne Brille an. Nimm dir einen Text zum Lesen, und prüfe deine Sehkraft.

Nun mach es dir bequem und schließe die Augen. Atme bewusst tief ein und aus. Spüre deinen Körper. Lass dein Bewusstsein zu deinem Hinterkopf fließen. Du kannst auch deine Hand dorthin legen und die beiden Erhebungen an deinem Schädelansatz fühlen. Genau an dieser Stelle deines Gehirns befinden sich deine Sehzentren, eines rechts und eines links. Fühle diesen Teil deines Selbst, nimm diesen Bereich mit all deinen Sinnen wahr. Lass Dankbarkeit, Liebe und Wertschätzung dorthin fließen. Fühle, wie sie ankommen und die Energie hier erhöhen.

Erkenne mit deiner inneren Sicht, wie nun zwei goldene Blüten hier, in diesem Bereich, langsam aufblühen. Sie öffnen ihre zarten Blätter, sie entfalten sich voll und ganz, öffnen sich jetzt vollständig und breiten ihren lieblichen Duft und die kosmischen Schwingungen aus. Das gesamte Zellgewebe in deinem Gehirn wird erfüllt mit den Schwingungen der kosmischen Liebe. Die universelle Ordnung in deinen Zellen wird dadurch wiederhergestellt. Spüre die Wärme in deinem Hinterkopf, deine Sehzentren werden gerade auf das Sehen umprogrammiert.

Sage dir drei Mal: »Ich habe vollkommen gesunde Augen. Ich sehe klar, in fern und nah!«

Spüre, wie deine Sehzentren jetzt wie goldene Sterne leuchten. Sie schicken das Licht über die Sehnerven über Kreuz zu deinen physischen Augen, von dem linken Sehzentrum zu deinem rechten Auge und von dem rechten Sehzentrum zu deinem linken Auge.

Das kosmische goldene Licht heilt und erneuert deine Sehnerven. Spüre es. Es geschieht jetzt, in diesem Augenblick. Fühle, wie die göttliche Ordnung hier entsteht.

Wiederhole drei Mal: »Ich habe vollkommen gesunde Augen. Ich sehe klar, in fern und nah!«

Das goldene Licht erfüllt deine Augäpfel, reinigt, harmonisiert und heilt das gesamte Zellgewebe. Das Zellwasser wird entschlackt und geklärt. Fühle, wie es durch deine Konzentration und durch deine Absicht geschieht. Spüre deine Heilung. Du bist jetzt in der Lage, klar zu sehen!

Sage dir erneut drei Mal: »Ich habe vollkommen gesunde Augen. Ich sehe klar, in fern und nah!«

Fühle die höhere Schwingung in dir.

Dann öffne die Augen, und schau deine Umgebung ohne Brille an. Nimm wieder den Text zur Hand, den du zuvor angeschaut hast, und überprüfe deine Sehkraft.

MEDITATION: GOLDENE PYRAMIDE

Eine energetische, mit der Spitze nach oben ausgerichtete goldene Pyramide befindet sich in unserem Kopf und sorgt für die optimale Verbindung zu unserem Höheren Selbst und zu allem was Ist. Wenn die Pyramide Blockaden aufweist, wirkt sich das gleich auf mehrere Ebenen aus: auf das physische Sehen und Hören, das geistige Sehen und Hören sowie die Verbindung mit dem Höheren Selbst und den Zugang zur Akasha-Chronik, der kosmischen Bibliothek.

Durch die Aktivierung der goldenen Pyramide werden das Stirnchakra, das Schädelbasischakra, beide Ohrenchakren und das Kronenchakra gereinigt und aktiviert, was uns wieder einen sicheren Zugang zu unserem Höheren Selbst und auch zur Akasha-Chronik ermöglicht. Die Hypophyse und die Epiphyse (Zirbeldrüse) werden dabei ebenfalls aktiviert. Als Resultat haben wir nicht nur eine bessere Sicht und ein intaktes Gehör, sondern sind medial und können unser inneres Wissen nutzen, denn es öffnet sich auch unser sogenanntes drittes Auge. Die Übung wirkt heilend auf unser gesamtes Chakra- wie auch auf das endokrine System.

Setze dich aufrecht mit geradem Rücken hin, die Füße stehen auf dem Boden. Atme tief in dich hinein, und nimm deinen Körper wahr. Spüre deine Füße und greife mit den Zehen ein paarmal in den Boden, um dich besser zu erden. Dann gehe mit deiner Aufmerksamkeit in deinen Herzraum. Erfülle dein Herz mit bedingungsloser Liebe, und lass diese Liebe nach alle Seiten fließen. Fühle, wie die Liebe sich in eine goldene Substanz aus Licht verwandelt und deine Körperzellen ausfüllt. Das Licht fließt in deinen Kopf und reinigt dein gesamtes Gehirn. Das goldene Licht fließt auch in die Zirbeldrüse, die sich in der Mitte deines Gehirns befindet, und erfüllt sie mit der hohen Schwingung der bedingungslosen Liebe. Fühle, wie deine Drüsen erwachen und wie goldene Sterne nach allen Seiten zu leuchten beginnen. Dieses Leuchten fließt nun zu den Chakren in deinem Kopf – zuerst zu deinem Stirnchakra. Nimm wahr, wie dein drittes Auge erwacht, so als ob du von innen ein Fenster öffnest und das Licht des Universums hereinströmt und dich erleuchtet. Dann fühle, wie das Licht aus der Zirbeldrüse zu deinem Schädelbasischakra fließt. Nimm wahr, wie auch dieses Chakra erwacht und zu strahlen beginnt. Das Licht aus der Zirbeldrüse fließt nun zu deinen beiden Ohrenchakren und aktiviert sie. Auch sie beginnen jetzt zu strahlen. Zum Abschluss wird auch dein Kronenchakra in goldenes Licht getaucht. Du spürst, wie dein ganzes System voller Licht ist und erstrahlt. Deine goldene Pyramide ist nun erwacht. Fühle sie in deinem Kopf. Das Stirnchakra, das Schädelbasischakra und beide Ohrenchakren bilden ein Viereck, und dieses Viereck ist nach oben verbunden mit dem Kronenchakra. In der Mitte der Pyramide befinden sich die Hypophyse und die Zirbeldrüse, die die kosmischen Impulse in deinen physischen Körper leiten.

Durch die Aktivierung der goldenen Pyramide in dir hast du es dir ermöglicht, die geistige Welt zu hören und zu sehen. Die Sehkraft deiner physischen Augen wird sich verbessern, denn die höhere Schwingung fließt jetzt optimal und versorgt deine Augen mit Energie und Licht. Du wirst durch deine geistigen Augen zu sehen beginnen.

ENERGETISCHE LEBERREINIGUNG

Im ätherischen Körper finden, wie wir gesehen haben, vielfältige Reinigungsprozesse statt. Durch eine Übersäuerung und Verschlackung des physischen Körpers entsteht auch eine Verschlackung unserer Chakren. Bei Augenproblemen sind besonders das Kronenchakra, das Schädelbasischakra, die Ohrenchakren sowie Stirnchakra und Milzchakren betroffen.[1] Alle Chakren sind mit Drüsenfunktionen des physischen Körpers verbunden: Wenn ein Chakra schwach ist, wird auch die Drüsenfunktion unterdrückt. Dadurch entstehen auf der Ebene des ätherischen Körpers Energieblockaden

---

[1] Mehr über Chakren und ihre Gesunderhaltung kannst du in meinem Buch *Geistiges Heilen* nachlesen (siehe Anhang).

in den Meridianen und Akupunkturpunkten, was sich wiederum auf die Augen auswirkt. Deswegen sollte man viel Aufmerksamkeit auf eine bewusste Ernährung und Reinigung des Körpers richten, weil man dadurch auch eine Reinigung im ätherischen Körper und in den Chakren erfährt.

Wie im vorherigen Kapitel erklärt, ist die Formel für Gesundheit ganz einfach: Gesunde Leber = gesunder Mensch + heile Augen. Auf der Ebene des feinstofflichen Körpers können wir unsere Leber energetisch behandeln.

MEDITATION ZUR ENTGIFTUNG DER LEBER

Du kannst die folgende Meditation in regelmäßigen Abständen wiederholen, zum Beispiel einmal im Monat oder nach Bedarf auch öfter, so wie es dir guttut.

Setze oder lege dich bequem hin. Falls du eine Brille trägst, lege sie beiseite und prüfe deine Sicht. Schließe die Augen. Spüre deinen Körper. Lass deine Aufmerksamkeit zu deiner Leber fließen, die sich rechts hinter den Rippen befindet. Nimm innerlich deine Leber wahr. Wie fühlt sie sich an? Wie geht es deiner Leber in dir? Ist sie in Harmonie, in Liebe und im Fluss, oder fehlt ihr etwas?
Schau mit deinem inneren Auge und mit deinem Gefühl in deine Leber hinein. Wie sieht sie von innen aus? Versuche, das Gewebe zu erspüren. Frage dich: Ist es frei und sauber, ist die Leber im Licht, oder gibt es hier Schlacken, Stau und Schatten? Fühle es.
Kommuniziere jetzt mit deiner Leber: Frage, was du konkret für sie tun kannst. Dann lausche hinein und fühle die Antwort deiner Leber, die als Gedanke, Bild oder Impuls in dir aufsteigt. Vielleicht erscheinen nach dieser Frage be-

stimmte Bilder vor deinem inneren Auge, die dir zeigen, was du am besten tun kannst, um zu entgiften und die Gesundheit deiner Leber zu fördern.

Danach atme die bedingungslose Liebe und goldenes Licht deiner Seele in deine Leber hinein. Nimm wahr, wie deine Liebe die ganze Leber ausfüllt, sie harmonisiert, reinigt und heilt. Fühle, wie die Energie zu fließen beginnt und alle gestauten Toxine und auch Emotionen wie Wut, Ärger, Groll aus deiner Leber wie durch Wasser ausgeschwemmt werden. Alle Verunreinigungen und Gifte verlassen deinen Körper jetzt durch die Füße und versinken in der Erde. Bitte Mutter Erde, sie zu transformieren und zu heilen.

Wende dich nun deiner Seele zu und sage innerlich: Meine liebe Seele, ich bitte um die Heilung und Aktivierung meiner Leber und meines Lebermeridians. Jetzt!

Spüre, wie es geschieht, und nimm die Heilung an. Dann gehe in die Dankbarkeit, in die Liebe und Wertschätzung. Öffne die Augen und schau dir deine Welt an.

MEDITATION: HEILENDE ENERGIEKUGEL

Die folgende Übung ist eine konzentrierte Versorgung für den ganzen Kopf und besonders die Augen mit verdichteter heilender Essenz. Du kannst sie am besten täglich für die Regeneration deiner Augen nutzen.

Setze dich mit geradem Rücken hin. Spüre deine Füße. Fokussiere dich im Jetzt.

Dann wende dich deinem Herzchakra zu, und erfülle deine Brust mit dem Gefühl der Liebe. Lege deine Hände in Gebetshaltung vor deine Brust. Dadurch verbindest du deine weibliche und deine männliche Seite miteinander.

Spüre, wie die Energie der Liebe aus deinem Herzchakra über deine Arme und Handgelenke zu deinen Handflächen strömt und sich hier zu sammeln beginnt. Bringe deine Handflächen langsam auseinander und nimm wahr, wie die Energie sich hier verdichtet. Bewege deine Handflächen hin und her, um diese Wahrnehmung zu intensivieren. Bilde jetzt durch deine fokussierte Aufmerksamkeit und durch deine schöpferischen Gedanken eine Kugel zwischen deinen Handflächen. Das ist eine Kugel aus reiner Ur-Liebe und dem Licht deiner Seele. Erkenne mit deiner inneren Sicht, wie diese Energie in einem hellen Licht leuchtet. Verdichte die Kugel mit deiner fokussierten Absicht, und lass sie mit deinem Willen auf die Größe deines Kopfes anwachsen. Spüre die heilende Kraft zwischen deinen Händen, welche du erschaffen hast.

Jetzt bringe diese heilkräftige Energiekugel in deinen Kopf hinein. Spüre, wie die Energie das gesamte Zellgewebe in deinem Kopf regeneriert und heilt. Spüre es und nimm die Heilung an.

Lass diese Kugel in deinem Kopf, und bringe deine Handflächen wieder in Gebetshaltung vor deinem Herzen. Erfülle dein Herz aufs Neue mit Liebe und Licht, und schicke diese Schwingung wiederum in die Handflächen hinein. Bringe deine Handflächen langsam auseinander und nimm wahr, wie die Energie sich hier verdichtet. Bewege deine Handflächen hin und her, um diese Wahrnehmung zu intensivieren. Bilde durch deine fokussierte Aufmerksamkeit und durch deine schöpferischen Gedanken jetzt zwei Kugeln aus reiner Ur-Liebe und dem Licht deiner Seele, jeweils eine in jeder Handfläche. Spüre, wie sie schwingen und leuchten.

Führe diese Kugeln in deine Augen hinein, und spüre, wie die Energie das gesamte Sehorgan harmonisiert und heilt.

Lege deine Handflächen wie Schiffchen gewölbt auf deine Augen und spüre den Selbstheilungsprozess.
Bleibe dabei, solange es dir guttut. Dann bedanke dich bei dir selbst und beim Universum, und kehre ins Hier und Jetzt zurück. Willkommen im Leben!

GÖTTLICHE MATRIX DER VOLLKOMMEN GESUNDEN AUGEN

Unser Körpersystem beinhaltet die Information unserer vollkommen gesunden Augen. Diese befindet sich als Bauplan oder göttliche Matrix in unserem ätherischen Körper. Auch wenn ein Mensch mit Sehproblemen zur Welt gekommen ist, ist die göttliche Matrix der vollkommen gesunden Augen in seinem System vorhanden. Diese kann wieder aktiviert werden, wenn wir die karmischen und energetischen Programme in uns transformieren, unseren Körper und die Chakren von Schlacken reinigen und wenn wir lernen, in Liebe im Hier und Jetzt zu sein.

Wie du dies erreichst, erfährst du in den folgenden Kapiteln, die dich durch deinen emotionalen, mentalen und spirituellen Körper führen. Am Ende dieser Reise aktivieren wir gemeinsam die göttliche Matrix der vollkommen gesunden Augen.

Der emotionale Körper

Unser emotionaler Körper ist der Träger unserer Gefühle und Charaktereigenschaften. Er durchdringt unseren physischen und ätherischen Körper und strahlt mehrere Meter über den physischen Körper hinaus, je nachdem, welche Emotionen uns beherrschen. Gemeinsam mit unseren Gefühlsschwankungen ist der emotionale Körper ständig in Bewegung. Angst, Wut, Sorgen zeigen sich als dunkles Wolkenbild in der Aura, das Energiefeld zieht sich zusammen. Bei positiven Gefühlen wie Liebe, Dankbarkeit oder Freude strahlen die Farben des emotionalen Körpers heller und durchlässiger, und der emotionale Körper dehnt sich aus. Durch unsere Emotionen schicken wir entsprechende Schwingungen in die Außenwelt und bestimmen dadurch, welche Energien und Ereignisse wir in unserem Leben anziehen.

Im emotionalen Körper befinden sich auch all unsere dramatischen Erinnerungsmuster, die bis in die Zellebene des physischen Körpers hinein gespeichert wurden. Sie erzeugen niedere Schwingungen, die sich auf unser gesamtes Befinden negativ auswirken und wiederum das beeinflussen, was wir ausstrahlen und anziehen.

Je öfter wir in unserem Leben seelische und körperliche Schmerzen erleiden und unschöne Dinge ansehen müssen, die uns tief verletzen, desto weniger geerdet sind wir. Der emotionale Körper verschiebt sich durch den Schmerz und hängt irgendwann nur noch am oberen Teil unseres Körpers, vor dem Gesicht. Dann sieht er aus wie eine energetische Kugel, die unseren Kopf umgibt. Dies hat zur Folge, dass die bedrückende Energie sich um uns sammelt, ständig Gedanken in unserem Kopf kreisen und schmerzhafte Emotionen unsere Sicht vernebeln.

Oft stauen sich Emotionen in uns an, besonders wenn wir sie nicht annehmen wollen, sie verdrängen oder hinunterschlucken. Dazu gehören Traurigkeit, aber auch Aggressionen, das Gefühl, etwas nicht sehen zu wollen, sich von den Tatsachen abzuwenden. Gefühle werden dem Element Wasser zugeordnet, und so wie Wasser in einem Stausee nicht abfließen kann und schließlich abgestanden und morastig wird, so ergeht es auch unseren Emotionen: Wenn wir sie nicht loslassen, stauen sie sich an und vergiften uns.

Wenn wir täglich die Erdung anstreben, indem wir bewusst unsere Aufmerksamkeit auf die Fußsohlen lenken, können wir unsere verdrängten und unbewussten Verletzungen heilen und loslassen.

DIE WEIGERUNG, KLAR ZU SEHEN

Unsere gefühlsmäßige Verfassung spiegelt sich auch in den Augen und unserem Sehvermögen wider. Kurzsichtige Menschen haben oft Angst vor der Zukunft. Sie machen sich Sorgen um die Weltkrise, den Klimawandel, die Finanzen, um ihre Arbeit, die Firma, die Zukunft der Kinder – und natürlich um die Gesundheit. Neben der Angst, die in die Zukunft gerichtet wird, neigen Kurzsichtige dazu, auf etwas zu warten, und zwar sowohl auf Dinge, die man unbedingt vermeiden möchte, als auch auf Dinge, die man sich für die Zukunft erhofft. Das Weglaufen aus der Gegenwart raubt jedoch Energie und verringert die Erdung, und das hat wiederum Auswirkungen auf das gesamte Wesen, auch auf die Augen.

Weitsichtige hingegen haben Angst vor der Gegenwart. Je älter wir werden und je mehr sich unser Äußeres verändert, desto weniger möchten wir uns selbst ansehen. Falten, Pigmentflecken, graue Haare, eine Glatze – meist sind wir nicht gerade froh darüber, die Spuren des Alters im Spiegel zu entdecken, und so scheint es einfacher, sich verschwommen zu sehen und Weitsichtigkeit zu entwickeln oder zu verstärken. Wer jedoch aus dem Hier und Jetzt flüchtet, beraubt sich selbst der Kraft, die im Augenblick steckt. Bei einer Flucht in die Vergangenheit kommt oft noch das Bedauern hinzu, wie gewisse Lebensumstände und Beziehungen sich entwickelt haben.

Im Grunde ist es gleich, welche Symptome und Krankheiten die Augen aufweisen: Auf der Ebene des emotionalen Körpers ist man nicht bereit, klar zu sehen, und zwar weder die momentane Situation, die Realität, noch sich selbst oder die Welt.

Stelle dir an diesem Punkt die Frage: »Bin ich wirklich bereit, mich selbst und meine Welt zu sehen? Und bin ich auch bereit, selbst von der Welt erkannt und gesehen zu werden, so wie ich bin?«

Oft ist gerade das Thema, gesehen oder lieber nicht gesehen zu werden, für Brillenträger sehr wichtig. Die Brille wird als Schutz vor der Welt benutzt, als Tarnung, um nicht gesehen zu werden. Viele Brillenträger sagen, dass sie sich ohne Brille nackt fühlen. Auch diejenigen, die eine Brille nur zum Lesen brauchen, haben die Tendenz, sich selbst klein zu machen und sich vor ihrer wahren Größe zu fürchten.

Aus diesem Grund sollte man genauer überprüfen, woher diese unbewussten Programme stammen. Das Thema »Unsichtbarkeit« kann oft aus der Kindheit herrühren, wo man nicht auffallen wollte, wo man sich versteckte, um sich vor Angriffen, Verletzungen und Enttäuschungen zu schützen. Man verschließt sozusagen die Augen vor der Welt und macht sein Energiefeld klein, um möglichst unauffällig zu sein. Viele Brillenträger tragen in sich den Glaubenssatz, sich dafür entschuldigen zu müssen, dass sie überhaupt atmen. Jeder Glaubenssatz wirkt sich jedoch auf den emotionalen Körper aus und zieht Ereignisse an, die ihn bestätigen.

Den eigenen Platz im Leben annehmen und bereit sein, gesehen zu werden – dies ist der nächste wichtige Schritt in die Heilung. Für sich selbst und für die ganze Welt sichtbar zu werden ist das Ziel. Dann wirst du auch in der Lage sein, dein wahres Licht zu sehen. Entscheide dich bewusst für diesen Schritt, für eine höhere Stufe deines Lebens. Stelle dich in dein Licht!

ÜBUNG: SICH SELBST SEHEN

Tritt vor einen Spiegel, in dem du dich im Ganzen sehen kannst. Betrachte dich, ohne Urteile und Ablehnungen. Schau dich annehmend an. Sage dir: »Das bin ich, der Mensch, der immer für mich da ist. Ich sehe mich!« Wiederhole den Satz zehn bis 20 Mal.

Dann schließe die Augen, und spüre in dich hinein, nimm deinen Körper wahr, und bedanke dich bei dir selbst.

Du kannst diese Übung täglich durchführen. Zu Beginn mag es dir künstlich erscheinen, dich auf diese Weise wertzuschätzen. Falls du über längere Zeit eine ablehnende Haltung dir selbst gegenüber hattest, wird sich dein Verstand dagegen wehren. Es können sogar heftige Reaktionen auftreten, wie Wutausbrüche, Traurigkeit, Zweifel oder auf der physischen Ebene Kopfschmerzen und Verspannungen. Wiederhole die Übung, bleibe dabei. Nimm dich an. Sage dir: »Was auch immer passiert, ich nehme mich so an, wie ich bin.« Mit der Zeit und durch ständige Wiederholungen wird es dir leichter fallen, und du wirst merken, dass du dich nicht länger ablehnst, sondern aufrichtig zu akzeptieren und wertzuschätzen beginnst.

MEDITATION: GESEHEN WERDEN

Diese Meditationsübung kannst du jederzeit wiederholen, bis du das Gefühl hast, dieses Thema vollständig in dir integriert zu haben.

Setze oder lege dich bequem hin. Schließe die Augen. Nimm ein paar bewusste Atemzüge. Spüre deinen Körper, komme in dir an.

Begib dich in deiner Vorstellung auf eine grüne Wiese am Rand eines Berges. Hier ist alles friedlich und angenehm, und du fühlst dich sicher und beschützt.

In die Ferne erblickst du einen hohen Berg. Du gehst nun zu diesem Berg und beginnst den Aufstieg. Mit jedem Atemzug steigst du höher und höher. Du fühlst dich dabei leicht und froh.

Nun bist du ganz oben angekommen, auf dem höchsten Gipfel der Erde. Die ganze Welt und sogar das ganze Universum können dich jetzt sehen. Du bist für alles und für alle sichtbar.

Sage dir: »Ich erlaube mir jetzt, sichtbar zu sein. Ich bin sichtbar für die Welt! Die Welt erkennt mich!«

Und nun sieh dich selbst an. Sage dir: »Ich sehe mich, ich erkenne mich!«

Spüre, wie dein Körper und deine ganze Aura sich mit Licht füllen. Du leuchtest jetzt wie ein heller Stern. Das ganze Universum freut sich für dich.

Willkommen in deiner Wahrheit!

WAS WILL ICH NICHT SEHEN?

Wenn wir in unserem Leben etwas oder jemanden nicht sehen möchten, können wir unbewusst unsere Augen davor verschließen, was sich jedoch auf unser Sehvermögen auswirkt. Es können Themen aus der Kindheit sein oder etwas, das gerade in deinem Leben aktuell ist. Es kann auch sein, dass man sich selbst nicht sehen möchte, wie oben beim Thema Weitsichtigkeit beschrieben.

Nimm dir einen Stift und ein Blatt Papier oder dein Notizbuch, und schreibe mindestens fünf Dinge auf, die du als Kind nicht sehen mochtest oder auch jetzt, als Erwachsener, nicht sehen möchtest. Sei ehrlich zu dir selbst.

Wenn du damit fertig bist, ist es an der Zeit, die heilungsbedürftigen Situationen zu heilen und die Energie, die an sie gebunden ist, zu integrieren. Immer wenn wir etwas ablehnen, geben wir dem, was wir nicht haben wollen, Macht. So wird es stärker, kämpft mit uns und fordert uns auf, es immer wieder anzusehen. Dieser energetische Kampf, den wir selbst verursacht haben, bewirkt Abspaltungen auf der Seelenebene. Um die Heilung wiederherzustellen, müssen wir die abgespaltenen Seelenanteile zu uns zurückholen.

MEDITATION: HEILUNG MIT SEELENRÜCKHOLUNG

Wenn du möchtest, schalte eine entspannende Musik ein. Setze dich mit gerader Wirbelsäule hin. Zentriere dich in deinem Herzchakra, indem du dahin einatmest und deine Aufmerksamkeit zu dem Chakra fließen lässt. Visualisiere, dass du auf einer wunderschönen Wiese stehst, wo alles in Harmonie und Liebe ist. Das Licht der Sonne strahlt auf dich herab und erleuchtet dich von außen und von innen. Das Licht der Sonne verbindet sich jetzt mit deinem inneren Licht, dem Licht deiner Seele.

Bitte nun deine Seele um Heilung all dessen, was dich in deinem Leben kränkt und verletzt und was du nicht sehen möchtest.

Sieh zu, wie Szenen und Menschen in deinem Geist auftauchen, die genauso auf Heilung warten wie du auch. Denn es ist genug, du hast viel zu lange festgehalten. Nun ist die Zeit gekommen, alles loszulassen. Lass alles los, indem du all das so stehen lässt, wie es ist, und daraus deine Erfahrungen, deine Weisheit und deine Erkenntnisse sammelst. Du hast das alles deshalb erlebt, weil es dein Wunsch war, deine Seele wollte sich dadurch entwickeln und wachsen. Erkenne, dass du niemals ein Opfer warst und bist, nur stets der Schöpfer. Erkenne dein schöpferisches Potenzial, indem dir bewusst wird, dass jede Situation dich immer nur fordert, damit du dich weiterentwickelst und weitergehst. Wenn wir an Verletztheit und Schuldzuweisungen anhaften, können wir nicht weitergehen und uns auch nicht weiterentwickeln. Wir hängen am Karma und erschaffen dadurch nur noch mehr Schmerz.

So lass los in Dankbarkeit und Liebe für all die Erfahrungen. Bitte deine Seele jetzt darum, alle energetischen Verbindungen zu transformieren und deine abgespaltenen Seelenanteile zu dir zurückzubringen.

Spüre nun, wie es geschieht. Und du atmest ein und nimmst wahr, wie deine Seelenanteile mit dir verschmelzen. Erkenne, wie das Licht deiner Seele alles transformiert und heilt.

Nimm dir Zeit, es zu spüren, und gehe in die Dankbarkeit. Dann komme wieder ins Hier und Jetzt. Bewege dich, strecke dich und gähne.

Willkommen im Leben!

DIE VERGANGENHEIT

Die Vergangenheit lastet auf unseren Schultern wie schwere Steine, und sie lässt uns oft nicht los. Immer wieder sind wir in unseren Gedanken in der Vergangenheit. Wir kreisen um Dinge, die schon längst vorbei sind, doch unsere Gefühle sind immer noch nicht verheilt. Die Wunden sitzen tief, und wir können oder wollen nicht loslassen.

Solch eine Haltung raubt uns Kraft, weil wir dadurch unsere Lebensenergie verschwenden und mit der Zeit energetisch abbauen. Das macht uns bedürftig. Wir befinden uns in einer Opferhaltung, weil wir uns bedauern und uns selbst bekämpfen. Wir wollen das, was war, nicht annehmen, und deswegen spalten wir es zusammen mit unseren daran beteiligten Seelenanteilen ab.

Die Vergangenheit bremst unsere geistige Entwicklung. Je mehr wir daran festhalten, desto schneller bewegen wir uns in Richtung Tod.

Deswegen ist an dieser Stelle eine Meditation angebracht, um endlich mit der Vergangenheit Frieden zu schließen, uns aufzurichten und unseren Weg weiterzugehen, indem wir die Gegenwart unbelastet von der Vergangenheit ansehen und uns weiterentwickeln.

Es gibt einen Unterschied zwischen Verdrängen und Loslassen, das kannst du in dir prüfen. Wenn du an deine Vergangenheit denkst, und es fühlt sich so an, als ob du an einen Film denkst, und du dabei neutral bleibst, dann hast du losgelassen. Du wirst feststellen, dass du gar nicht mehr an ein spezielles Ereignis denken musst. Wenn aber die Gefühle verdrängt sind, verursacht der Gedanke an deine Vergangenheit in dir negative Gefühle und ganz bestimmt auch seelischen Schmerz. Dann ziehen dich diese Gedanken voll in ihren Bann, und du befindest dich in einem Zustand des Bedauerns, der Reue und in einer Opferhaltung.

Erkenne, dass alles Erlebte seine Berechtigung hat und immer nur dazu da ist, um weiterzukommen, zu wachsen und sich zu entwickeln.

MEDITATION: DIE VERGANGENHEIT HEILEN

Setze oder lege dich mit geradem Rücken hin. Nimm deinen Körper wahr, fühle deinen Atem, sei ganz bei dir. Lass deine Aufmerksamkeit zu deinem Herzraum fließen, und atme dich in deinen Herzraum hinein. Erfülle dich mit Liebe und Dankbarkeit.

Stelle dir vor, du drehst dich energetisch zu deiner Vergangenheit um und überblickst dein ganzes Leben auf einmal, von jetzt an bis zum Moment deiner Zeugung. Sieh hin und fühle dein Leben, all das, was du erlebt und was du gefühlt hast. Das alles, jeder Augenblick von dir, bist du. Dein Leben hat dich geprägt und zu dem gemacht, der du jetzt bist. Wenn du nur ein kleines Stück deines Lebens ablehnst, zerstörst du deine Ganzheit. Deswegen schau deine Vergangenheit mit Liebe an.

Sei bereit, all das, was du bist, endlich anzunehmen, in deine Arme zu schließen und in dein Wesen zu integrieren. Tu es jetzt, öffne dich für all das, was du erlebt und gefühlt hast, und sage: »Ja, meine Vergangenheit war richtig so, wie sie war. Meine Kindheit war in Ordnung, meine Schulzeit war genau so, wie sie sein sollte, und mein ganzes Leben ist gut so, wie es ist! So sei es! Danke!«

Nimm es in Liebe an und schließe es in deine Arme, atme es in dich ein. Bitte deine Seele, alles zu heilen. Spüre, wie es jetzt geschieht.

Bleibe in dieser Energie, lass sie auf dich wirken. Dann komme langsam wieder zurück, bewege dich, strecke dich und gähne.

Willkommen in der Wirklichkeit!

DIE ZUKUNFT

Die Zukunft ist das Ergebnis deiner heutigen Gedanken, Gefühle und Handlungen. Was immer du aus der Vergangenheit mit dir trägst, wirkt sich auf deine Gegenwart und auch auf deine Zukunft aus, wenn du es nicht loslässt. Um dein Glück zu schmieden, sind daher die vorigen Übungen besonders wichtig.

Vielleicht trägst du durch deine Prägungen und Glaubenssätze auch eine generelle Angst vor der Zukunft in dir. Auf einer tiefen Ebene ist uns Menschen bewusst, dass wir unser Leben nicht planen können, weil vieles unvorhersehbar ist. Wer nicht auf seine Kraft vertraut, lebt in Angst vor sogenannten Schicksalsschlägen und sich selbst erfüllenden Prophezeiungen. Durch diese Angst beeinflussen wir unseren emotionalen Körper in seiner Schwingung und ziehen negative Folgen in der Zukunft an.

Die folgende Übung hilft dir, deiner Zukunft voller Vertrauen entgegenzublicken und deine Energie für den gegenwärtigen Augenblick freizusetzen. Dann wird es dir gelingen, dein Leben auch in der Zukunft zu meistern.

MEDITATION: DIE ZUKUNFT HEILEN

Setze oder lege dich mit geradem Rücken hin. Nimm deinen Körper wahr, fühle deinen Atem, sei ganz bei dir. Lass deine Aufmerksamkeit zu deinem Herzraum fließen. Atme dich in deinen Herzraum hinein, und erfülle dich mit Liebe und Dankbarkeit.

Spüre, wie die Liebe wie eine goldene Substanz dich auszufüllen beginnt. Jede Zelle deines Körpers, alle Zellzwischenräume und deine ganze Aura schwingen in diesem goldenen Licht. Sende nun bewusst diese Energie in deine Zukunft und sprich: »Ich bitte mein Höheres Selbst und meine Seele, meine Zukunft zu reinigen und zu harmonisieren und in Liebe und Licht einzubetten. Was auch immer in meiner Zukunft auf mich wartet, ich bleibe stets in meiner positiven Energie und bin beschützt. Danke!«

Dann spüre deinen Körper, bewege dich und komme im Hier und Jetzt an.

IM HIER UND JETZT SEIN

Die meisten Menschen befinden sich fast ununterbrochen in Gedankenstrukturen, in inneren Dialogen, Vorstellungen und Erwartungen. Fast keiner beherrscht heute die Fähigkeit, im Hier und Jetzt zu sein. Wie sollte es auch anders sein? Schließlich haben wir es nie gelernt. Im Gegenteil, wir sind darauf programmiert, uns ständig mit irgendwelchen Dingen zu beschäftigen. Der moderne Mensch ist immer in Aktion, ist immer im Stress – entweder in der Arbeit, im Privatleben, der Freizeit oder auch nur in der Vorstellung. Der Kopf findet keine Ruhe, und wenn es mal keine aufdringlichen Gedanken sind, die uns gefangen nehmen, dann sind es Informationen durch Musik, Radio, Fernsehen, Internet oder Lesen, die unsere Aufmerksamkeit fesseln, durch unser Energiefeld fließen und unsere Schwingungen beeinflussen.

Es ist uns zur Gewohnheit geworden, ständig im Kopf Selbstgespräche zu führen, zu streiten, zu schimpfen, zu rezitieren oder zu singen. All das wirkt sich auf unsere Schwingung und auf unser Wohlbefinden aus. Es zehrt unsere Energie auf, schwächt die Augen und macht unsere Sicht unscharf.

An dieser Stelle müssen wir lernen umzuschalten. Wenn wir uns selbst nicht kontrollieren und uns in die gewünschte Richtung lenken, werden wir kontrolliert und gelenkt, jedoch nicht zu unserem Vorteil. In der Gegenwart zu leben setzt auch voraus, das eigene Gemüt und die kreisenden Gedanken regelmäßig am Tag zu überprüfen und achtsam damit umzugehen.

ÜBUNG: UMSCHALTEN

Richte dich auf. Balle die Fäuste, presse sie fest zusammen und stampfe ganz fest und schnell circa zehn Mal mit beiden Beinen abwechselnd auf den Boden. Dann lass die Fäuste los und bleibe stehen. Spüre, wie die Energie vom Kopf in den Boden abfließt. Sprich drei Mal den Satz: »Ich bin in mir. Hier und jetzt!«

Du kannst die Übung auch gedanklich durchführen und dich von der Wirkung überzeugen. Sei achtsam mit dir selbst.

Der mentale Körper

Der mentale Körper durchdringt unseren physischen, ätherischen und emotionalen Körper und kann sich wie der emotionale Körper mehrere Meter ausdehnen. Je größer das Ego eines Menschen, desto dichter und dominanter präsentiert er sich. Je freier und versöhnter ein Mensch mit sich selbst und seiner Welt ist, desto feiner und durchlässiger ist die Schwingung des mentalen Körpers.

Im mentalen Körper werden unsere Gedanken, Erinnerungen, Wünsche und unzähligen Eindrücke gespeichert. Sie beeinflussen unser Energiefeld und damit unser Leben auf positive oder negative Weise. Dabei spielt das Ego eine große Rolle, denn es bremst uns aus und will keine Veränderungen. Unser Ego hängt an alten Mustern, an seinen Gewohnheiten, Bequemlichkeiten und auch an Verletzungen und Groll, an seiner Wichtigkeit und falschem Stolz. Auch dann, wenn diese Muster schmerzhaft für uns sind.

DIE MACHT DES EGOS UND DIE KRAFT DES GLAUBENS

Das Ego ist mit unserem Schmerzkörper verbunden und hält so unsere Dramen fest. In gewisser Weise haben wir Menschen eine Tendenz dazu, unglücklich zu sein. Wir klammern uns an unsere Verletzungen, wir leiden und kränkeln und sind darauf sogar noch stolz. Manche Menschen können stundenlang über ihren Leidensweg reden und werden nicht müde, ihn mit Einzelheiten auszuschmücken.

Frage dich an dieser Stelle, ob du auch diese Tendenz hast. Selbsterkenntnis ist hier besonders wichtig. Viele Menschen beklagen sich über ihre Probleme, aber nicht jeder ist bereit, sie loszulassen. Das Ego und unser Schmerzkörper sind damit nicht einverstanden, denn sie wollen wichtig und bedeutend sein, weiterleiden und anderswo nach Schuld suchen. Genau das lässt uns stagnieren, uns im Kreis drehen. Der Schmerz, an dem wir festhalten, ist wie ein Schleier vor den Augen, durch den wir nicht klar sehen können.

Die bewussten und unbewussten Denkprozesse, Verhaltensmuster, Reaktionen, Bewertungen und Vorstellungen in unserem mentalen Körper basieren auf gesammelten Erfahrungen in diesem Leben und anderen Reinkarnationen sowie auf den Erfahrungen unserer Ahnen und auf kollektiven Energiefeldern. All das wird ebenso durch das Ego bewahrt. Es mag Traditionen und Wiederholungen.

Im mentalen Körper liegt auch die Kraft unseres Glaubens und unserer Gedanken. Wenn wir an jemanden oder etwas denken, so führen wir der betreffenden Person oder Situation Energie zu. Je emotionaler unsere Gedanken sind, desto mehr gewinnen sie an Kraft. Und je fester wir an etwas glauben, umso stärker werden die Energien gebündelt, um dieses Ereignis ins Leben zu ziehen.

Hierin liegt die Macht unserer Gedanken und des Glaubens begründet, die wir für unseren Heilungsprozess nutzen können. Denn alles geschieht immer nach unserem Glauben. Wir sind das, was wir glauben. Somit bestimmen wir auf der Ebene unseres mentalen Körpers unsere Realität.

Wenn wir daran glauben, dass wir im Alter eine Brille brauchen, erzeugen wir genau den Zustand, den wir erwarten – unsere Realität. Unser Glauben kann durch kollektive Überzeugungen verstärkt werden, etwa dass man ab 40 Jahren die erste Brille bekommt. Wir nehmen kollektive Programmierungen dieser Art unbewusst an und wundern uns nicht einmal, dass wir wie der Rest der Menschen um uns herum in unserem Alter nur noch mit Brille lesen können.

Auch das familiäre Feld spielt eine große Rolle in unseren Überzeugungen. Wenn meine Eltern Brillen tragen, glaube ich als ihr

Kind, es auch tun zu müssen. Natürlich treffe ich diese Entscheidung nicht bewusst, sondern unbewusst, aus dem familiären Feld heraus. Mir selbst ging es ganz ähnlich, doch ich habe diese Programmierung in mir gelöscht und eine neue in mein Unterbewusstsein integriert: »Ich habe vollkommen gesunde Augen! Ich sehe klar in nah und fern, solange ich lebe.«

Spüre auch du an dieser Stelle in dich hinein. Wie war es bei dir, in deinem Umfeld? Gibt es in deiner Familie sonst noch Menschen, die eine Brille tragen oder gar an ernsteren Augenkrankheiten leiden?

Manche Menschen glauben auch aus mangelndem Selbstwertgefühl heraus, dass eine Brille sie klüger, ernsthafter, erwachsener, kompetenter und autoritärer aussehen lässt. Diese Einstellung wirkt sich ganz automatisch auf das Sehvermögen aus, denn so wird die Brille zu einem Instrument, um wichtig und bedeutend zu erscheinen – Eigenschaften, die das Ego mag.

Spüre nach, ob es Menschen in deinem Leben gibt, die eine Brille tragen und Autorität ausstrahlen, und ob dies in deinem Unterbewusstsein eine entsprechende Programmierung hinterlassen hat. Es kann auch jemand aus deiner Kindheit sein, den du bewundert und verehrt hast und der eine Brille getragen hat. Erkenntnis ist der erste Schritt zur Heilung. Entscheide dich bewusst für einen anderen Weg, einen Weg hin zur Gesundheit und ohne Brille. Sage an dieser Stelle laut: »Ich bin ein wertvoller Mensch, ich achte und ich liebe mich so, wie ich bin. Ich bin weise und habe vollkommen gesunde Augen. Auch wenn meine Mutter, mein Vater (meine Großeltern, mein bester Freund …) Brillen tragen, entscheide ich mich dagegen und erlaube es mir, dass meine Augen gesund und jung bleiben!« Formuliere deine eigenen Sätze, und lies sie dir regelmäßig laut vor.

Auf diese Weise vollziehst du auf der Ebene des mentalen Körpers eine weitreichende Heilung.

VERBINDUNG MIT DEN AHNEN

Im mentalen Körper werden auch die karmischen Informationen eines Menschen gespeichert. Karma bezeichnet das Gesetz von Ursache und Wirkung: Wir säen, was wir ernten. All das, was wir aussenden, kommt zu uns zurück.

Karma bezieht sich nicht allein auf dieses Leben. Was immer wir aus der Vergangenheit in uns tragen und noch nicht gelöst haben, wirkt sich weiter auf unsere Schwingungen aus und zieht entsprechend Menschen und Ereignisse an, die uns helfen, uns zu befreien.

Ein Teil der karmischen Muster hängt mit unserer Ahnenreihe zusammen. Die Energie deiner Ahnen fließt durch dein Blut und beeinflusst deine Schwingungen. Dabei spielt es keine Rolle, ob du deine Eltern und deine Ahnen persönlich kennst oder nicht. Ich habe das Thema bereits in meinen anderen Büchern behandelt. Doch weil es sehr wichtig für die Heilung der Augen ist, möchte ich auch an dieser Stelle darauf eingehen.

Wir befinden uns ständig in einer unbewussten Kommunikation mit unseren Ahnen. Wenn im familiären Feld (siehe oben) Belastungen zum Thema Augen vorliegen, wirkt sich das auf unser Sehvermögen aus. Das betrifft nicht allein das gewöhnliche Sehen mit unserem physischen Körper, sondern auf der Ebene des mentalen Körpers auch Themen, vor denen in unserer Ahnenreihe immer wieder die Augen verschlossen wurden. Dies wirkt sich über sieben Generation hinweg aus und wird so lange weitergetragen, bis das Thema gelöst ist.

MEDITATION: HEILUNG DER AHNEN

Sorge für Ruhe. Wenn du magst, stelle eine leise Entspannungsmusik an. Setze dich mit geradem Rücken hin. Schließe die Augen. Nimm deine Fußsohlen wahr. Nun visualisiere, wie aus deinen Füßen starke Wurzeln in die Erde wachsen.

Bringe dich durch deine Gedankenkraft auf eine schöne ruhige Wiese. Dies ist die Wiese der Heilung und inneren Harmonie, deine Augen können sich hier erholen und bei dem Anblick des Grüns und der Natur regenerieren. Verbinde dich mit deinem Höheren Selbst, indem du dich innerlich auf diese Absicht konzentrierst. Du kannst die Absicht dabei aussprechen: »Ich bin verbunden mit meinem Höheren Selbst. Jetzt!« Spüre das Licht, das durch dich fließt, es ist das Licht deiner Seele.

Bitte nun dein Höheres Selbst und deine Seele um Heilung für dich und deine Ahnen.

Sprich: »Mögen meine Ahnen zu mir kommen und mit mir verbunden sein. Jetzt!«

Dann atme ein und spüre die Kraft deiner Ahnen, die augenblicklich durch dich hindurchzufließen beginnt.

Sprich: »Mein liebes Höheres Selbst, liebe Seele, ich bitte um die Heilung für alle heilbedürftigen Situationen und Emotionen für mich und für meine Ahnen bis in sieben Generationen zurück. Mögen alle Themen meiner Familie durch die Liebe meiner Seele ins Licht gebracht und geheilt werden. Mögen meine Augen das Licht in sich aufnehmen und heilen! Jetzt!«

Atme ein und fühle, wie sich das Licht deiner Seele in deinem Herzen auszudehnen beginnt. Es erfüllt deinen ganzen Körper und auch deine Augen, deine Aura und fließt zu deinen Ahnen. Das Licht durchflutet alles, was mit dir verbunden ist, es reinigt, transformiert und heilt. Spüre die Heilung, die in diesem Moment geschieht. Und nimm diese Heilung an.

> **Sprich:** »Ich bitte darum, dass alle abgespaltenen Seelenanteile nun zu mir und zu meinen Ahnen zurückkommen. Jetzt!«
>
> Spüre, wie es durch deine Bitte geschieht. Empfange die Heilung, sie ist für dich gedacht. Nimm wahr, wie die Kraft deiner Ahnen in dir pulsiert und dich stärkt, dich aufrichtet. Die Liebe fließt nun durch dich und durch deine Ahnen. Alles ist in der Liebe, alles ist heil und ganz. Jetzt und in allen Zeiten.
> Gehe in die Dankbarkeit, zentriere dich in deinem Körper, und komme wieder zurück ins Hier und Jetzt.

KARMISCHE BELASTUNGEN

Karmische Belastungen spielen eine Rolle bei der Gesundheit unserer Augen und können unser Sehvermögen schwächen. Es sind oft Themen, die wir durch viele Inkarnationen hindurch mitschleppen und die uns Kraft rauben. Sie wirken sich auch auf das aus, was wir ansehen oder verdrängen, und sollten bei der ganzheitlichen Heilung der Augen transformiert werden. Dazu zählen auch unbewusste Erinnerungen an andere Verkörperungen, Verletzungen der Augen in früheren Inkarnationen oder Missbrauch in Bezug auf schwarzmagische Praktiken. Vielleicht wurde man für das, was man gesehen hat, bestraft – möglicherweise auch für das Hellsehen, wobei hier die Sehblockade noch tiefer geht. Oder man hat sich ein Leben kreiert, das man nach dem Tod nur voller Schmerz betrachten kann. Diese und ähnliche Situationen können Gründe dafür sein, dass man bereits mit Augenschäden zur Welt gekommen ist.

Auch in diesen Fällen können wir eine Heilung erzielen, indem wir direkt mit unserem Höheren Selbst und unserer Seele kommunizieren und um Transformation und Heilung bitten für all das, was in anderen Leben geschehen ist. Dazu gehört, dass unsere abgespaltenen Seelenanteile zu uns zurückkommen. Jede Verletzung spaltet einen Teil unserer Seele ab.

Karma bedeutet immer, dass wir etwas ausgleichen. Daher ist es nutzlos, irgendwo die Schuld zu suchen. Denn alles wird aus uns selbst heraus erschaffen, für jede Situation und Begegnung, die wir erfahren, gab es zuvor eine Zustimmung von uns selbst.

MEDITATION:
KARMISCHE HEILUNG DURCH DIE LIEBE DER SEELE

Wenn möglich, gehe in die Natur – schön, wenn du die Schuhe ausziehen kannst. Wenn nicht, kannst du auch die Natur und dich selbst barfuß visualisieren.

Stelle oder setze dich mit geradem Rücken hin. Schließe die Augen. Nimm deine Fußsohlen wahr, und visualisiere, wie aus deinen Füßen starke Wurzeln in die Erde wachsen. Du bist selbst wie ein Baum: verwurzelt und verbunden mit der Natur und dem ganzen Universum.

Konzentriere dich auf dein Herzchakra, und lass die Liebe und das Licht dort fließen. Es verbindet dich mit deinem Höheren Selbst und mit deiner Seele.

Sprich: »Mein liebes Höheres Selbst, liebe Seele, ich bitte um Heilung für alle heilbedürftigen Situationen und Emotionen, die das Karma aufrechterhalten. Mögen alle karmischen Verbindungen und Knoten durch die Liebe meiner Seele ins Licht gebracht und geheilt werden. Möge der Schleier vor meinen Augen, der sich durch das Karma gebildet hat, sich lichten und transformieren. Jetzt!«

Vertraue darauf, dass die Heilung durch deine Absicht geschieht.

Bedanke dich dafür. Nimm deinen Körper und deine Füße wahr. Und bringe dich zurück ins Hier und Jetzt. Öffne die Augen und sieh deine Welt an.

KEIN KARMA MEHR AUFBAUEN

Für unsere Heilung ist es wichtig, nicht nur altes Karma zu löschen, sondern auch, sich kein weiteres Karma mehr aufzuladen.

Bereits wenn man einen anderen Menschen innerlich verurteilt, beschimpft und ablehnt, erschafft man Karma. Auch wenn man über einen anderen schlecht redet, lädt man sich das Karma dieser Person auf. Mit unseren negativen Haltungen zerstören wir das Energiefeld anderer, was ein energetischer Angriff ist. Wir stehlen Energie und sind dadurch nichts anderes als energetische Vampire. Dieser Raub wird immer karmisch ausgeglichen. Das bedeutet, jemand oder etwas wird deine Energie zum Ausgleich rauben.

Immer wenn wir vergleichen, ablehnen, beurteilen, kritisieren, jemandem grollen, uns verteidigen, erschaffen wir karmische Verbindungen. Um diese Verbindungen zu durchbrechen, sollten wir als Erstes ehrlich zu uns sein und uns unsere Gefühle eingestehen. Das ist der erste Schritt zur eigenen Selbstbefreiung.

»Ja, ich mag diese Person nicht! Ja, ich bin beleidigt! Ja, ich bin gekränkt! Ja, ich wünsche dieser Person nicht Gutes. Ich will diese Person nicht sehen. Ich will das alles nicht in meinem Leben haben. Es tut meinen Augen weh, ihn oder sie anzusehen.«

Gestehe dir all deine Schwächen ein, das ist wichtig. Sonst werden sie zu abgespaltenen Seelenanteilen, die sich durch die Ablehnung zu inneren Dämonen wandeln, dich über Zeit und Raum hinweg jagen und deine Sicht durch Zorn, Bitterkeit und Unzufriedenheit benebeln. Erst wenn du bereit bist, sie anzusehen und anzunehmen, können diese negativen Kräfte transformiert werden.

Die folgenden Schritte helfen dir dabei, achtsam zu sein und deine Schwächen anzuerkennen. Auf diese Weise gelingt es dir, dich und auch andere klar zu sehen.

Energetische Verbindung trennen

Wenn du das nächste Mal über jemanden schlecht reden möchtest, sage rechtzeitig stopp, und lerne zu schweigen. Stelle dir innerlich diese Person vor und sage dir: »Ich bin, wie ich bin, und so darf ich bleiben. Deswegen darfst auch du so bleiben, wie du bist.«

Wenn du möchtest, kannst du dir diese Person glücklich und gesund vorstellen. Dann betrachte das Bild dieser glücklichen Person innerlich und sage: »Hier und jetzt lösche ich bewusst die karmischen Verbindungen zu diesem Menschen. Ich bitte meine Seele darum, es durchzuführen. Danke.«

Gehe innerlich in dein Herzchakra, und erzeuge das Gefühl der Liebe in dir, mit der du dich selbst erfüllst, jede einzelne Zelle von dir und deine ganze Aura. Erkenne, du bist hier in deinem Leben deswegen da, um als Mensch und göttliches Wesen zu lernen und zu wachsen. Erkenne, dass alles zu deinem persönlichen Lernprozess gehört. Es gibt nichts zu bereuen, denn jede Erfahrung, die du in deinem Leben machst, ist wertvoll und dient deinem inneren Wachstum. Schließe alles in die Liebe ein, denn nur die Liebe kann all das Karma auslöschen, das nichts anderes als eine Illusion ist, an der wir festhalten. Dann öffnen sich deine Augen für die Wahrheit, dass alles göttlich ist. Bedanke dich für diese Erfahrung bei dir selbst.

Wenn Menschen sich mehr um ihre eigenen Dinge kümmern würden, dann wäre die Welt friedlicher. Bevor man auf jemanden mit dem Finger zeigt, betrachtet man besser sich selbst. Denn alles, was uns im Außen nicht gefällt, alles, was wir nicht sehen möchten, sind Teile von uns selbst.

Entscheide dich, ab jetzt nicht mehr wegzusehen, wenn es darum geht, die eigenen Schwächen oder Mechanismen zu erkennen. Das öffnet und heilt nicht nur deine Augen, sondern auch dein Herz.

Um Abspaltungen zu integrieren, empfehle ich dir auch eine Lumi-Sitzung (siehe ab Seite 126). Gerade der emotionale und mentale Körper lassen sich sehr gut damit behandeln.

Der spirituelle Körper

Der spirituelle Körper wird auch geistiger Körper genannt und hat die höchste Schwingungsfrequenz. Er ist die wahre göttliche Essenz in uns, die unsterblich und ewig ist. Auf der Ebene des spirituellen Körpers sind keine Bewertungen, keine Dualität mehr vorhanden. Dies ist das reine Bewusstsein, tiefste Glückseligkeit und bedingungslose Liebe.

Der spirituelle Körper durchdringt unser gesamtes Körpersystem und verwebt sich in die Ewigkeit. Es gibt keine Grenzen, nur Einheit und göttliche Vollkommenheit. Nur wir selbst erschaffen uns Begrenzungen und blockieren uns. Abgespaltene Seelenanteile sowie abgespaltene innere Kinder führen zu einer mangelnden Verbindung zu feinstofflichen Energien und unserem Höheren Selbst; die Erdung ist dabei ebenfalls gestört. Solch ein Zustand zieht nichtphysische Wesenheiten oder Besetzungen in unser System. Besetzungen können durch verstorbene Seelen, astrale Wesen, Elementale, Tierseelen und durch physische und energetische Implantate entstehen, die sich in allen fünf Körperschichten einnisten können und uns fremdbestimmen. Wenn dies geschieht, sehen wir die Welt durch den Filter der Fremdenergien. Die Besetzungen vernebeln unsere Sicht, verschleiern die Wahrheit und führen uns aus unserer Energie heraus, sodass wir ein fremdbestimmtes Leben führen und falsche Ziele verfolgen.

Je mehr Besetzungen wir in unserem System haben, desto schwieriger ist es für uns, auf unsere Willenskraft zuzugreifen. Die nichtphysischen Wesenheiten herrschen so lange über uns, wie wir ihnen die Energie dazu geben. Sie nähren sich von niederen Schwingungen: Angst, Zweifel, Sorgen, Schuldgefühlen, Zorn, Wut, Traurigkeit oder Ablehnung. Auch Abhängigkeiten auf physischer wie auf psychischer Ebene geben nichtphysischen Wesenheiten Energie.

Daher ist es so schwierig, sich von Abhängigkeiten zu befreien: Sie sind immer an ein Wesen gebunden, welches ständig Nahrung einfordert.

Die Besetzungen machen uns lichtscheu und besonders sonnenempfindlich. Sie können das Licht nicht ertragen und hindern uns durch schmerzende Augen daran, das Licht der Sonne in uns aufzunehmen und uns dadurch zu befreien. Gerade wenn man lichtscheu ist, sollte man beginnen, sich langsam an das Sonnenlicht zu gewöhnen und es in sich aufzunehmen. Denn es zwingt die energetischen Vampire, die Flucht zu ergreifen.

DIE SONNE ANSCHAUEN

Für unser spirituelles Wachstum und eine ganzheitliche Heilung benötigen wir die Energie der Sonne. Durch sie empfangen wir Schwingungen und Informationen aus dem Universum. Wenn wir aber ständig eine Brille tragen oder gar Kontaktlinsen, kann der Energieaustausch nicht stattfinden.

Auch auf der Ebene des physischen Körpers sind wir auf Sonnenlicht angewiesen. Es regt unseren Kreislauf und die Atmung an und stärkt das Immunsystem. Die Zellen unserer Haut nutzen Sonnenlicht, um aus dem Provitamin D_3 die lebenswichtigen Vitamine D_1 und D_3 zu bilden. Natürliches Vitamin D ist essenziell und kann nicht durch künstliches ausreichend ersetzt werden.

Der Hormonhaushalt des Menschen ist ebenfalls auf Sonnenlicht angewiesen: Unter Sonneneinstrahlung bildet sich das Glückshormon Serotonin. Menschen, die ohne ausreichendes Sonnenlicht leben, entwickeln Depressionen und haben einen gestörten Schlaf-wach-Rhythmus, der weitere gesundheitliche Folgen nach sich zieht. Auch unsere Zirbeldrüse braucht das Licht der Sonne.

Ein gesunder Mensch mit einem basischen Körper kann nach meiner Erfahrung die hochstehende Sonne gut vertragen, und zwar ohne Sonnenschutz und Brille. Natürlich geht es auch hier um das rechte Maß, damit die Haut nicht verbrennt.

Falls du lichtempfindlich bist, führe die folgende Übung durch. Diese kannst du so oft wiederholen, wie es dir guttut. Du kannst sie auch prophylaktisch anwenden. Wenn du dich innerlich an die Sonne gewöhnst, öffnet sich dein Körper für das Licht, das aus dem Universum zu dir strömt, und fremde Energien können nicht so leicht an dir haften bleiben.

ÜBUNG: KÖRPER MIT LICHT DURCHFLUTEN UND VON FREMDENERGIEN BEFREIEN

Stelle oder setze dich gerade hin. Schließe deine Augen, und nimm ein paar bewusste Atemzüge. Spüre deinen Körper, komme in dir an.

Nun spüre einen goldenen Lichtpunkt in der Mitte deiner Brust, und konzentriere dich darauf. Das ist das Licht deiner göttlichen Seele, mit welcher du gerade verschmilzt. Es leuchtet so hell und stark wie 1000 Sonnen.

Lass das Licht größer werden, ganz langsam, sodass du es körperlich spürst. Sieh, wie das Licht größer und größer wird und deinen ganzen Körper und deine Aura erfüllt. Spüre, wie alle Fremdenergien, die in deinem Körpersystem eingeschlossen waren, jetzt befreit und mit dem Licht nach außen befördert werden. Sie werden von der Allmacht der Liebe zurück zur Quelle geleitet. Spüre die Liebe und die Dankbarkeit in dir.

Bitte die geistige Welt, die Wesen, die in dir verankert waren, abzuholen und nach Hause zu bringen.

Dann gehe wieder in die Dankbarkeit und in die Liebe und beende die Übung, indem du deine Füße spürst, die Zehen bewegst und wieder ins Hier und Jetzt zurückkehrst.

Sonnenlicht heilt die Augen

Der moderne Mensch hält sich mehr in Räumen auf als in der Natur. Wir sind künstliche Lichtquellen gewohnt. Dabei belastet dies unser Körpersystem, während das natürliche Licht uns Impulse zur Selbstheilung gibt. Wir müssen unsere Augen wieder an die Sonne gewöhnen, denn diese erhöht unsere gesamte Schwingung und hilft dem Körper, sich zu erneuern.

Ich empfehle dir, für ein paar Sekunden pro Tag bei Sonnenauf- und -untergang die Sonne anzusehen. Hochempfindliche Menschen können die Augen dabei sehr schnell öffnen und wieder schließen oder sie leicht mit der Hand bedecken. Wenn die Lichtempfindlichkeit auch dafür zu stark ist, kann man die Übung beginnen, indem man sich mit geschlossenen Augenlidern der Sonne zuwendet.

Es ist auch besser, im Sommer einen Sonnenhut statt einer Sonnenbrille zu tragen. Beim Autofahren jedoch, wenn die Sonne dich direkt blendet, ist es vernünftig, die Sonnenbrille aufzusetzen.

LIEBE IST DIE HÖCHSTE SCHWINGUNG

Um den spirituellen Körper zu heilen, brauchen wir außer Licht und Sonne die Schwingung der Liebe.

Liebe ist die höchste Schwingung. Die Ur-Liebe hat keinen Gegenpol, denn sie ist nicht dual. Sie ist die Quelle selbst. Wenn wir aus der Ur-Liebe herausfallen, fallen wir in die Welt der Dualität, die Welt des Karmas und der Abspaltungen hinein. Wir befinden uns in einer Illusion, an welcher wir letztendlich festhalten.

Um wieder heil zu sein, müssen wir in die bedingungslose Liebe zurückkehren. Somit kommen wir in die Ganzheit und damit in die Einheit zurück. Die von uns aufgestellten Begrenzungen schwinden, und unsere Augen öffnen sich für die Wirklichkeit.

Die Liebe ist das Werkzeug unserer Seele und daher eine universelle Heilschwingung. Die Augen mit Liebe zu behandeln tut nicht nur auf physischer Ebene gut, sondern animiert unser gesamtes Körpersystem zur Regeneration und Verjüngung. Daher kannst du die folgende Meditation so oft durchführen, wie es dir guttut.

MEDITATION:
AUGEN SPÜREN UND SIE IN LIEBE EINBETTEN

Nimm dir ein paar Augenblicke Zeit, schließe deine Augen, und konzentriere dich auf sie. Spüre die Augen, und schicke ihnen deine Liebe. Spüre, wie die Liebe direkt aus deinem Herzen fließt, wie eine flüssige goldene Substanz deine Augen, die Augenlider, die Augenmuskeln, die Augäpfel, Sehnerven und das Sehzentrum durchdringt. Nimm wahr, wie die Liebe alles harmonisiert und heilt.

Atme die Liebe durch die Augen ein und aus, und spüre, wie sich die kosmische Ordnung in dir und in deinen Augen einstellt.

Bleib in der Liebe, genieße diese Schwingung. Dann spüre deinen Körper, bewege dich, strecke dich und öffne deine Augen.

MILZCHAKREN UND NICHTPHYSISCHE WESENHEITEN

Wie bereits angesprochen, können die fremden Energien der nichtphysischen Wesenheiten unsere Sicht vernebeln und uns von unserem wahren Weg abbringen. Damit dies nicht passiert, sollte man regelmäßig das Milzchakrasystem reinigen.

Das untere und das obere Milzchakra sind zwei wichtige Nebenchakren, die mit dem Solarplexuschakra in intensivem Austausch stehen und zusammen ein Zentrum der Lebensenergie bilden: das Milzchakrasystem. Alle drei Chakren absorbieren die kosmische Lebensenergie und leiten sie an die übrigen Chakren weiter. Sie haben einen Einfluss auf unser Glücksgefühl und stehen in Wechselwirkung mit unserer Nahrungsaufnahme. Das Solarplexuschakra befindet sich in der Mitte direkt unter dem Brustbein. Das untere Milzchakra liegt vorne über der Milz, jedoch im feinstofflichen Bereich des spirituellen Körpers. Das obere Milzchakra sitzt über der Leber, ebenfalls im feinstofflichen Bereich des spirituellen Körpers.

Das untere und das obere Milzchakra sind für die Sekretion der Drüsen und ein gesundes Funktionieren der betreffenden Organe zuständig und sorgen für die Reinigung und Entgiftung des gesamten Körpersystems. Von hier aus strahlt die Energie der Sonne in unseren physischen Körper hinein. Die Milzchakren haben einen enormen Einfluss auf unseren Energiehaushalt und auf unsere Gefühle.

In der heutigen Zeit sind die Milzchakren bei uns Menschen meist nicht im Einklang. Dies sorgt für Stimmungsschwankungen im Alltag. Unsere Stimmungen bewegen sich wie Wellen ständig auf und ab und beeinflussen somit stark unsere Körper- und Gefühlsempfindungen. Wir leben ständig in einer Achterbahn der Gefühle. Es gibt Tage, an denen man ein emotionales Hoch erfährt, und dann wieder welche, wo die Stimmung tief hinunterstürzt. Je höher die Welle ist, desto unstabiler sind die Psyche und auch die Gesundheit.

Wenn die Milzchakren blockiert sind, sind wir nicht in der Lage, unsere höchste Schwingung und die universelle Weisheit zu erlangen. Unsere Augen sind verschlossen, und wir erkennen unseren Lebensplan nicht.

Besonders in den Milzchakren stoßen wir häufig auf massive Besetzungen durch nichtphysische Wesenheiten, die energetisch an uns andocken und unser System blockieren können. Dazu gehören, wie bereits erwähnt, die Seelen von verstorbenen Menschen und Tieren, elementale Naturwesen sowie dämonische Arten, Energievampire, astrale Wesen und ähnliche. In unserer heutigen Gesellschaft ist nur selten jemand vollkommen frei von derartigen Besetzungen. Da wir meist unbewusst und mit unserer Achtsamkeit nicht in der Gegenwart sind, können nichtphysische Wesen jederzeit andocken, ohne überhaupt bemerkt zu werden. Durch ihre Energie beeinflussen sie die Schwingung des jeweiligen Menschen, was sich in den erwähnten Blockaden äußert. Die Wirkung auf die Augen liegt hier auf der Hand: verschwommenes Bewusstsein – verschwommene Sicht.

Durch die systematische Arbeit an sich selbst, durch einen starken Willen, Wandel und Erkenntnis gelingt es, die energetischen Zentren dauerhaft zu befreien und in Harmonie zu bringen. Diese Zentren sind die Kanäle zur höchsten Ebene unseres Bewusstseins. Nichtphysische Wesenheiten blockieren sie und sorgen auf diese Weise dafür, dass wir in einem unbewussten Zustand bleiben. Sind die Ebenen der Milzchakren frei, dann leuchtet beim Menschen die Sklera, die äußere Umhüllung des Augapfels, in der Aura strahlend weiß. Dies sollte man aber nicht verwechseln mit weit aufgerissenen Augen, bei denen man einen Großteil des Augapfels sieht; solche Menschen haben meist Anhaftungen eines fremden Bewusstseins.

Reinigung des Milzchakrasystems

Durch unsere konzentrierte Absicht und Willenskraft sind wir in der Lage, unser Chakrasystem zu reinigen und zu heilen. Das wirkt sich direkt auch auf den physischen Körper und somit auf unsere Fähigkeit zu sehen aus. Darüber hinaus ist unser feinstofflicher Körper mit dem Sehen verwoben. Wenn der feinstoffliche Körper mit fremden Energien belastet ist, sehen wir die Welt durch den Filter dieser Energien an und sind daher nicht mehr in der Lage zu unterscheiden, was zu unserer Wahrheit gehört oder was uns und anderen schadet.

An der Stelle, an die wir unsere positive Aufmerksamkeit senden, erhöhen wir die Energie. Daher sollte man sich auf die Absicht fokussieren, die Milzchakren von nichtphysischen Wesenheiten zu reinigen. Diese Absicht kann man laut als Bekenntnis und Bitte aussprechen.

ÜBUNG: REINIGUNG DURCH ABSICHT

Stelle dich aufrecht hin. Schön ist es, wenn du dafür in der Natur sein kannst.

Zentriere dich in deinem Körper. Bringe dein Bewusstsein in den jetzigen Augenblick.

Spüre deine Füße, die fest auf dem Boden stehen. Durch deine Fußchakren reinigt sich dein Körpersystem von allen Belastungen.

Nun wende dich deinem Herzchakra in der Mitte deiner Brust zu und sprich folgenden Satz: »Ich bin im Einklang mit der Ur-Liebe. Jetzt!«

Nimm wahr, wie die Ur-Liebe dich durchströmt. Du bist dadurch mit deinem Höheren Selbst und mit dem Licht deiner Seele vereint. Nun sprich folgende Worte: »Ich bitte mein Höheres Selbst und meine Seele, mein Milzchakrasystem zu reinigen, zu zentrieren, zu aktivieren und es von allen nichtphysischen Wesenheiten zu befreien. Jetzt!

Ich bitte die geistige Welt darum, speziell dafür zuständige geistige Mitarbeiter zu senden, sich um diese zu kümmern und sie dorthin zu bringen, wo sie hingehören. Ich bedanke mich bei den nichtphysischen Wesenheiten dafür, dass sie da waren, und lasse sie alle frei. Jetzt!

Ich befreie mich selbst und bin bereit, wieder meine Kraft zu leben und meiner Wahrheit zu folgen. Ich bitte meine Seele, alle meine abgespaltenen Seelenanteile zu mir zurückzusenden. Jetzt!«

Spüre die Heilung, die durch deine Absicht geschieht. Und nimm die Heilung an.

Dann bedanke dich bei dir, bei deinem Höheren Selbst, bei deiner Seele und bei der geistigen Welt – und komme zurück ins Hier und Jetzt.

GÖTTLICHE MATRIX DER VOLLKOMMEN GESUNDEN AUGEN

Wie bereits beim ätherischen Körper angekündigt, ist jetzt der Moment gekommen, in dem du die göttliche Matrix der vollkommen gesunden Augen aktivieren kannst. Die Aktivierung erfolgt durch die Energieübertragung, welche durch dein Höheres Selbst und durch deine Seele geschieht.

MEDITATION: GÖTTLICHE MATRIX

Suche einen Ort, an dem du ungestört bist. Ob im Liegen, Sitzen oder Stehen – entspanne dich.

Nimm deinen Körper im Hier und Jetzt wahr. Spüre deine Fußsohlen, spüre deinen Atem. Sage dir innerlich: »In bin verbunden mit meinem Höheren Selbst. Jetzt!« Nimm wahr, wie es durch deine Absicht geschieht.

Dann konzentriere dich auf dein Herzchakra in der Mitte deiner Brust. Spüre, wie die Liebe und das Licht deiner Seele hier in deinem Herzen pulsieren. Nimm wahr, wie das Pulsieren sich ausdehnt, wie es nach allen Seiten fließt und deinen gesamten Körper und deine Aura ausfüllt.

Sprich: »Mein liebes Höheres Selbst, meine liebe Seele, ich bitte um die Energieübertragung der göttlichen Matrix der vollkommen gesunden Augen, die ich jetzt in meinem System zulasse.«

Ich erlaube mir, dass die göttliche Matrix der vollkommen gesunden Augen sich mit meinem physischen Körper verbindet und meine Augen auf der physischen Ebene aufs Neue formt.

Ich erlaube mir, dass die göttliche Matrix der vollkommen gesunden Augen sich mit meinem ätherischen Körper verbindet und meine Augen auf der energetischen Ebene aufs Neue formt.

Ich erlaube mir, dass die göttliche Matrix der vollkommen gesunden Augen sich mit meinem emotionalen Körper verbindet und meine Augen auf der emotionalen Ebene aufs Neue formt.

Ich erlaube mir, dass die göttliche Matrix der vollkommen gesunden Augen sich mit meinem mentalen Körper verbindet und meine Augen auf der mentalen Ebene aufs Neue formt.

Ich erlaube mir, dass die göttliche Matrix der vollkommen gesunden Augen sich mit meinem spirituellen Körper verbindet und meine Augen auf der spirituellen Ebene aufs Neue formt.

In Liebe und Dankbarkeit nehme ich die Energieübertragung für meine Heilung an, ich öffne mich für die Ganzheit. Jetzt!

Fühle diesen Moment, die Energieübertragung ist jetzt!

Verweile in dieser Schwingung so lange, wie es dir guttut. Wenn du spürst, dass die Übertragung fertig ist oder deine Aufmerksamkeit nachgelassen hat, dann bedanke dich bei dir, bei deinem Höheren Selbst und bei deiner Seele.

Willkommen in der Dimension der Schöpfer!

◉ ◉ ◉

Auf unserer Reise durch die fünf Körper hast du erkannt, wie komplex unser System aufgebaut ist, wie vielschichtig die Ursachen für Krankheit sind und wie unterschiedlich sie sich als Symptome manifestieren – auch in deinen Augen. Du hast erfahren, dass man die Augen nicht nur physisch, sondern auch energetisch behandeln sollte. Die Meditationen im vorangegangenen Kapitel sind aus der ganzheitlichen Sicht genauso wichtig wie die Augenübungen, die mentale Gymnastik und die Lumi-Methode.

Die folgenden Kapitel beschäftigen sich mit verschiedenen Symptomen, die das Auge betreffen.

Kurzsichtigkeit

Kurzsichtigkeit oder Myopie ist die am weitesten verbreitete Form von Fehlsichtigkeit beim Menschen. Forscher verzeichnen einen drastischen Anstieg von Myopie: Derzeit gibt es in den USA und Europa doppelt so viele Kurzsichtige wie vor fünfzig Jahren, und in Asien liegen die Schätzungen sogar noch höher. Die Ursache auf physischer Ebene liegt in der Verlängerung des Augapfels, wodurch die Linse das Licht eines weiter entfernten Gegenstandes vor und nicht, wie bei Normalsichtigen, auf der Netzhaut bündelt (siehe Seite 17). Dadurch entsteht ein unscharfes Bild.

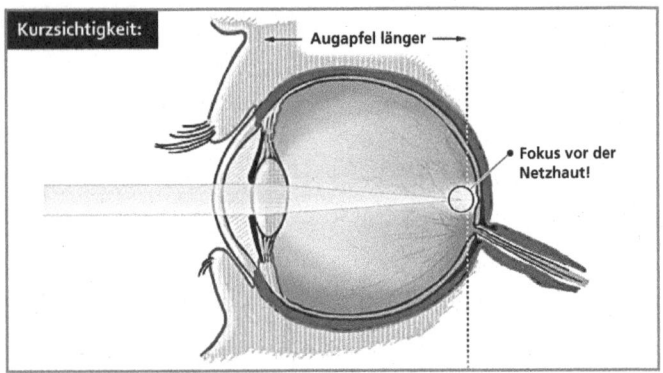

Kurzsichtigkeit: Augapfel länger → Fokus vor der Netzhaut!

Die Myopie wird bei Kindern oft erst entdeckt, wenn sie in die Schule kommen, sie kann aber auch in der Pubertät entstehen. Lange Zeit glaubte man, dass viel Lesen den Augen schadet. Forscher gehen inzwischen davon aus, dass vielmehr der Mangel an Zeit, die im Freien und im Sonnenlicht (siehe auch Seite 75) verbracht wird, zur Fehlsichtigkeit führt und diese weiter verstärkt. Ein Kind, das neben den Hausaufgaben vor allem fernsieht und sich stundenlang mit dem Handy beschäftigt, kann weder die Energie des Sonnenlichts aufnehmen und einen gesunden Schlaf-wach-Rhythmus entwickeln noch den Augen Entspannung und natürliche Bewegung schenken. Hinzu kommt eine Schädigung der Halswirbelsäule und Verspannung der Muskulatur, wie sie durch das Starren auf das Handy verursacht wird. Immer häufiger diagnostizieren Ärzte den sogenannten Handy-Nacken, der sich auch auf das Sehen auswirkt.

Kurzsichtigkeit kann darüber hinaus psychische Ursachen haben, etwa durch zu hohe Ansprüche an das Kind, Überforderung, Konflikte mit dem Lehrer oder Mitschülern. Vielleicht wird das Kind zum Lesen gezwungen, oder es weigert sich unbewusst, Lehrer oder Mitschüler wahrzunehmen. Auch das Bedürfnis nach Aufmerksamkeit kann Kurzsichtigkeit auslösen oder verstärken: Wer schlecht sieht, darf in der Schule vorne sitzen. Wer aber vorne sitzt, wird stärker vom Lehrer wahrgenommen. Wenn Kurzsichtigkeit dazu verhilft, wahrgenommen zu werden, kann sie sich aus diesem Wunsch heraus unbewusst entwickeln.

Die Stimmung zu Hause kann die Augen ebenfalls belasten, zum Beispiel wenn das Kind mit seinen Eltern oder Geschwistern Probleme hat und innerlich wegsehen will oder gar muss. Auch der Lerndruck kann ein Grund sein, nicht hinschauen zu wollen und der Realität zu entfliehen.

Wenn das Kind bereits kurzsichtig zur Welt kommt, hat dies meistens karmische Ursachen, die durch die Ahnenheilung (siehe Seite 68) und durch die Rückholung von Seelenanteilen (siehe Seite 59) behandelt werden können. Wenn die Eltern Brillenträger sind, übernimmt das Kind bereits im Mutterleib die bei den Eltern vorhandenen Muster über das familiäre Feld (siehe Seite 66).

Um nach der Ursache für die eigene Kurzsichtigkeit zu forschen, stellt man sich am besten die folgenden Fragen:

⊙ Wo liegen meine persönlichen Blockaden?
⊙ Was nehme ich wahr, was weiß ich von mir selbst?

- Warum bin ich offen nur für das Naheliegende und verschließe meine Augen vor dem, was in der Ferne liegt?
- Was veranlasst mich in meinem Leben dazu, die Gesamtrealität ausblenden zu wollen?
- Was passiert, wenn ich meinen bisher eingeschränkten Radius erweitere?
- Welche Ängste sitzen tief in mir?
- Finde ich, dass die Brille mir gut steht und mein Gesicht schmückt?

Wir müssen erkennen, dass jeder Zustand letztendlich unsere persönliche Entscheidung ist. Das heißt aber auch, dass man sich umentscheiden kann. Hat man sich ein Szenarium geschaffen, indem man in einer Opferrolle feststeckt und sich selbst klein macht, kann man dieses, sobald es einem bewusst geworden ist, umschreiben. Man kann von der Opferrolle in die Schöpferrolle wechseln und sich zu seiner wahren Größe erheben.

Dieser innere Prozess ist eine eigene Entscheidung, die nur von einem selbst getroffen werden kann. Wir sollten uns unbedingt fragen, wie wichtig wir uns selbst sind. Wir müssen lernen, uns um uns selbst zu kümmern und eine eigene Komfortzone zu kreieren, in der wir unsere Gesundheit fördern und bewahren.

Dazu gehört, dass wir das kindliche Trauma auflösen, aber auch, dass wir uns in unserem täglichen Leben nicht ständig selbst traumatisieren. Wenn ich über einen längeren Zeitraum unglücklich über meine Arbeitsverhältnisse oder über meine Beziehung bin, dann helfen mir auf Dauer keine Augenübungen. Ich muss zuerst lernen, mich zu lieben, und bereit sein, mich so anzunehmen, wie ich bin. Dann habe ich die Kraft, Situationen zu verändern. Wenn ich mir selbst vertraue und für mich da bin, bekomme ich wieder Mut. Vielleicht kündige ich meinen Job oder trenne mich von meinem Partner.

Wie du in den Kapiteln über die Körper des Menschen gesehen hast, sind die Ursachen für jede Krankheit auf verschiedenen Ebenen zu suchen und miteinander verwoben. Was hast du nicht losgelassen, was trennt dich von der Ur-Liebe? Welche Teile von dir selbst hast du dadurch abgespalten, und welche Verhaltensmuster hast du dir antrainiert, die dich hindern, dein Leben frei zu leben?

Die Diagnose »Kurzsichtigkeit« ist nicht in Stein gemeißelt. In Hypnosesitzungen können Kurzsichtige durch einen hypnotischen Befehl plötzlich Gegenstände in der Ferne deutlich erkennen. Kurzsichtige Menschen mit multipler Persönlichkeit können, wenn sie in eine ihrer Persönlichkeiten wechseln, plötzlich normal sehen. Wir sollten niemals die Macht der Psyche, der Emotionen und der Glaubenssätze unterschätzen. Auch du kannst dich heute für die Gesundheit entscheiden.

WICHTIGE TIPPS FÜR KURZSICHTIGE

- ⊚ Kurzsichtige sollten die Augen nicht zusammenkneifen und die Stirn runzeln, um etwas besser zu erkennen, denn dadurch geschieht das Gegenteil: Die Muskeln verspannen sich noch stärker, und die Kurzsichtigkeit nimmt zu.

- ⊚ Um Augenkneifen und Verspannungen zu kontrollieren, öffne mehrmals am Tag die Augen und den Mund ganz weit und strecke dabei die Zunge heraus. Das hilft, das Gesicht und die Augen zu entspannen.

- ⊚ Nicht starren! Unsere Augen bewegen sich achtzig Mal in der Sekunde, und das Starren behindert die Beweglichkeit. Deswegen nimm regelmäßig die Brille ab und rolle die Augen. Sorge dafür, dass du täglich an der frischen Luft bist und die Augen gefordert werden, zwischen Nah- und Fernsicht umzuschalten. Ich empfehle die Grundübung der Augengymnastik (siehe Seite 113) und die mentale Gymnastik (siehe Seite 120).

- ⊚ Wenn es dunkel ist, weitet sich die Pupille, und die Tiefenwahrnehmung nimmt ab. Dadurch kann Lesen in der Dämmerung ermüden. Gute Beleuchtung ist hier wichtig. Wichtig ist, nicht nur eine Lichtquelle anzuschalten, während der Rest des Zimmers dunkel bleibt. Beim Fernsehen und bei der Computerarbeit solltest du das Hauptlicht angeschaltet lassen, beim Lesen außer der Leselampe noch für weitere Lichtquellen sorgen. Achte darauf, dass das Licht nicht flimmert. Durch den zusätzlichen Reiz ermüden die Augen schneller.

- Kurzsichtige sollten das Lesen unterwegs beim Bahn- oder Busfahren möglichst vermeiden, denn es verursacht eine stärkere Verspannung der Augenmuskulatur, die sowieso schon beansprucht ist. Besser, man schaut durch das Fenster hinaus und bewegt die Augen im Wechsel von weiten zu nahen Objekten.

- Wenn die Arbeit eine Konzentration der Augen auf ein nahes Objekt erfordert, wie zum Beispiel am Computer, sollte man öfter eine Pause einlegen und in die Ferne schauen. Stelle dir dafür den Wecker oder trage ein Aquaband, das auf jede halbe Stunde programmiert ist und dich durch die Vibration daran erinnert, Wasser zu trinken und die Augen zu entspannen.

- Schließe mehrere Male am Tag ganz fest für zwei bis drei Sekunden die Augen, und öffne sie dann wieder. Diese kleine Übung kannst du jeweils bis zu acht Mal wiederholen. Sie entspannt die Augenmuskulatur.

- Blinzle öfter am Tag für etwa eine Minute. Spür nach, ob du dich dabei verspannst, und löse mögliche Anspannungen sogleich wieder auf.

- Schließe die Augen und streiche dann das Gesicht und besonders die Stirn und Augengegend aus.

- Vermeide zu trockene und rauchige Luft. Stelle im Winter Luftbefeuchter auf.

- Konzentriere dich mehrmals am Tag auf deine Füße. Wenn man geistig zerstreut ist, hat man auch eine verschwommene Sicht. Indem man die Aufmerksamkeit zu den Fußsohlen lenkt, fokussiert man sich wieder auf sich selbst. Spüre ganz einfach deine Socken, mache ein paar bewusste Atemzüge. Schließe die Augen und lächle. Probiere es gleich aus, du hast genug gelesen!

- Gehe täglich spazieren. Lass dabei den Blick in die Ferne schweifen, und konzentriere ihn zwischendrin auch bewusst auf Dinge in der Nähe. Spüre nach, wie es sich für deine Augen anfühlt, und lass Anspannungen los.

◎ Massiere am Abend die Füße mit Kokos- oder Sesamöl, dem du 1 Tropfen echtes ätherisches Zedernnussöl zugibst. Zedernnussöl hilft uns dabei, uns zu erden, sodass wir uns besser entspannen und loslassen können.

◎ Führe eine Lumi-Sitzung durch (siehe ab Seite 126). Die Lumi-Methode hilft uns dabei, die seelischen Ursachen unserer Krankheiten und Symptome zu erkennen und zu transformieren.

Weitsichtigkeit

Anders als bei Kurz- und Normalsichtigen liegt der Brennpunkt der eintreffenden Lichtstrahlen bei Weitsichtigen hinter der Netzhaut. Grund hierfür sind eine zu geringe Tiefe des Augapfels, die meist angeboren ist, und/oder eine zu geringe Brechkraft der Linse oder Hornhaut.

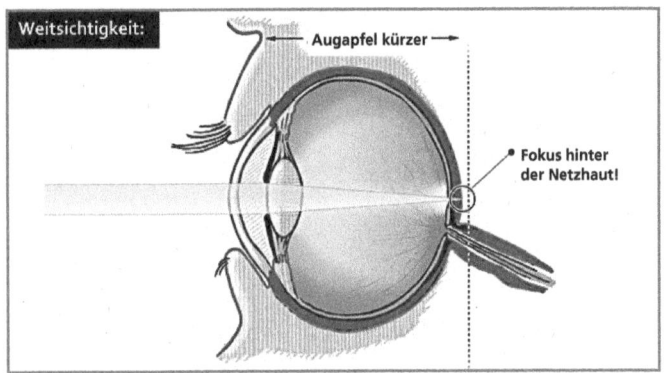

Weitsichtigkeit oder Hyperopie geht meist mit einer verschwommenen Nahsicht einher, doch manche Menschen haben auch in der Ferne Schwierigkeiten, scharf zu sehen. Durch eine ständige Anspannung der Muskulatur gelingt es Weitsichtigen, dies auszugleichen, doch wenn im Alter die Fähigkeit der Akkommodation, der Umstellung von nah auf fern, nachlässt, nimmt die Fehlsichtigkeit oft rapide zu. Auch hat die Anspannung der Muskulatur Kopfschmerzen, Verspannungen, Schwindel und müde Augen zur Folge.

Man sollte so früh wie möglich nach der Ursache für Hyperopie forschen, die schon im Kindesalter meistens mit Stress, Leistungsdruck und Überforderung einhergeht. Das Kind flüchtet aus der Gegenwart und erschafft sich eine Fantasiewelt, in der es sich besser fühlt als in seiner gegenwärtigen Realität. Womöglich hat es einen Schock erlitten, der seelischen Schmerz nach sich zieht und nun von ihm verdrängt wird. Das kann sich als Zerstreutheit äußern: Das Kind kann sich nicht lange auf eine Aufgabe konzentrieren.

Als Eltern können wir unserem Kind helfen, indem wir zuerst für uns selbst die Ahnenheilung durchführen (siehe Seite 68) und diese dann als geführte Meditation mit unserem Kind machen. Man kann bereits mit ganz kleinen Kindern auf diese Weise arbeiten und auch Seelenrückholungen durchführen. Kinder spüren sehr deutlich, wie die Kraft der Ahnen ihr Unterbewusstsein reinigt und heilt. Nach meiner Erfahrung sind sie viel offener als Erwachsene, wenn es um Heilung geht. Ich habe mit meinen Kindern bereits mit drei Jahren Seelenreisen gemacht. Eine wichtige Voraussetzung ist jedoch, wie bereits gesagt, dass die Eltern das jeweilige Thema zuerst für sich klären. Wir können nichts weitergeben, was wir selbst nicht besitzen.

Eltern sollte klar sein, dass ihre Kinder ihnen gerne Themen abnehmen. Wenn die Eltern aber Verantwortung für sich selbst übernehmen, können die Kinder endlich ihr Leben frei davon leben.

Bei vielen Erwachsenen entwickelt sich ab einem Alter von etwa 40 Jahren eine Altersweitsichtigkeit (Presbyopie). Hierbei können wie bei der Hyperopie Objekte in der Nähe nur verschwommen gesehen werden. Die Linse hat an Elastizität verloren, wodurch die Akkommodation nachlässt. Doch auch der emotionale sowie der körperlich-vitale Zustand spielen eine Rolle. Gerade bei Altersweitsichtigkeit sollte man die Aufmerksamkeit auf eine gesunde Ernährung und die Entschlackung legen.

Um nach der Ursache für die eigene Weitsichtigkeit zu forschen, stellt man sich am besten die folgenden Fragen:

- ☉ Wo liegen meine persönlichen Blockaden?
- ☉ Was nehme ich wahr, was weiß ich von mir selbst?
- ☉ Warum möchte ich das Naheliegende nicht sehen und lieber in die Ferne/Zukunft blicken? Hat es womöglich damit zu tun, dass ich mir Sorgen um meine Zukunft oder um die Zukunft eines mir wichtigen Menschen mache?
- ☉ Gibt es konkrete Ängste? Sind diese Ängste begründet?

Je mehr wir uns in Gedanken und Gefühlen verlieren, desto mehr verlieren wir Boden unter unseren Füßen. Wir sollen erkennen, dass wir schöpferische Wesen sind. Durch unsere Schwingung, die durch unsere Gedanken, Gefühle, Worte, Taten und Erwartungen erschaffen wird, gestalten wir unsere Zukunft. Alles, was in der Zukunft auf dich wartet, hängt davon ab, wie deine Gegenwart ist. Wenn man sich angewöhnt hat, aus der Gegenwart zu flüchten, ist es nicht so einfach, sich dies wieder abzutrainieren.

Frage dich:
- ☉ Was passt mir alles nicht in meiner Gegenwart?
- ☉ War das schon immer so, dass ich lieber mit Hoffnung in die Zukunft blicke und erwarte, dass mein Leben sich von alleine wendet? Oder gab es ein spezielles Erlebnis?
- ☉ Was möchte ich nicht sehen?
- ☉ Was sehe ich, obwohl ich es nicht sehen will?
- ☉ Ist es womöglich das Altwerden, das ich nicht sehen will? Wie geht es mir, wenn ich in den Spiegel blicke und meine Erscheinung selbst nicht erkenne?

Solche emotionalen Themen sorgen für innere Spannungen, der Mensch ist in einem dauerhaften Stresszustand und merkt es nicht einmal. Gerade ältere Menschen sind oft so verspannt, ganz besonders im Gesicht, Hals- und Schulterbereich. Weitsichtige haben oft sehr viele kleine Falten um die Augen, die zeigen, wie viel Spannung um die Augen herum aufgebaut wird. Menschen, die sich zu viele Gedanken und Sorgen machen, haben meist Sorgenfalten auf der Stirn. Alle unverarbeiteten Emotionen zeichnen sich als Gesichtsfalten ab.

Sieh dich im Spiegel an und betrachte dein Gesicht.

Gewöhne dich daran, dein Gesicht regelmäßig zu entspannen und den Kiefer loszulassen. Gehe nicht verbissen durch die Welt, denn es macht dein Leben nicht leichter und auch nicht schöner. Lerne Dinge loszulassen, am besten gleich, und warte nicht, bis sie sich stauen. Versöhne dich mit deiner Vergangenheit und übe, im Hier und Jetzt zu sein.

WICHTIGE TIPPS FÜR WEITSICHTIGE

- Weitsichtige sollten daran denken, regelmäßig Augen, Gesicht, Hals und Nacken zu entspannen und den Kiefer loszulassen. Dafür die Schultern bewegen, Hals und Kopf täglich drehen, den Mund mehrmals auf- und zumachen. Die Augen ganz weit öffnen und leicht nach vorne drücken, wie eine Eule. Achtung: dabei nicht die Stirn runzeln! Bis zehn zählen und wieder loslassen. Diese Übung mehrmals am Tag wiederholen.

- Augenübungen für die Nahfokussierung durchführen, zum Beispiel eine Nadel einfädeln.

- Kleingedrucktes lesen.

- Nicht starren, sondern regelmäßig die Brille abnehmen, die Augen bewegen und Augengymnastik (Grundübung, siehe Seite 113) durchführen. Unsere Augen bewegen sich achtzig Mal in der Sekunde, und das Starren behindert die natürliche Beweglichkeit.

- Gerade bei Altersweitsichtigkeit den Körper und besonders die Zirbeldrüse entgiften: vegane Ernährung, Verzicht auf Chemie, auch durch Kosmetika. Chlorella-Algen, Kurkuma, Koriander essen.

- Genügend Wasser am Tag trinken. Gerade ältere Menschen vergessen oft zu trinken. Hier hilft ein Aquaband, das jede halbe Stunde vibriert und daran erinnert, dass wir etwas zu erledigen haben: Wasser trinken, das Gesicht entspannen, Glubschaugen machen, wieder entspannen und lächeln. Man kann auch täglich Lichtmedizin für die Augen herstellen (siehe Seite 158) und diese auf den Tag verteilt jede halbe Stunde trinken.

- Wenn du geistig zerstreut bist, hast du auch eine verschwommene Sicht. Sobald du die Aufmerksamkeit auf die Fußsohlen lenkst, fokussierst du dich wieder auf dich selbst. Einfach immer wieder die Socken spüren, ein paar bewusste Atemzüge machen, die Augen schließen, entspannen und lächeln. Und schon bist du wieder im Hier und Jetzt angekommen und hast den ewigen Gedankenkreislauf durchbrochen. Probiere es gleich aus!

- Gehe täglich möglichst barfuß spazieren, und lass dabei den Blick schweifen.

- Massiere am Abend die Füße mit Kokos- oder Sesamöl und füge 1 Tropfen echtes ätherisches Zedernnussöl hinzu, um dich besser zu erden, zu entspannen und Vergangenes loszulassen.

- Führe eine Lumi-Sitzung durch (siehe ab Seite 126), um emotionale Blockaden zu lösen.

Lies den folgenden Text ohne Brille in verschiedenen Textgrößen. Bevor du beginnst, schließe zuerst die Augen, entspanne dein ganzes Gesicht und besonders die Augen. Lass deine Aufmerksamkeit zu den Füßen wandern. Spüre deine Fußsohlen, und spüre deine Präsenz im Körper.

Ich kann sehr gut lesen und alles sehen. Meine Augen werden von Tag zu Tag immer stärker und heiler. Ich weiß, dass mein Denken meinen Körper beeinflusst. Ich denke voller Liebe an mich und meine Augen. Die kosmische Energie und die Lebensfreude durchströmen mich zu jeder Zeit. Ich bin ein schöpferisches Wesen, ich erschaffe mir jetzt meine gesunden Augen. Ich bin in Liebe und in Dankbarkeit. Es ist natürlich für mich, gut zu sehen.

Ich kann sehr gut lesen und alles sehen. Meine Augen werden von Tag zu Tag immer stärker und heiler. Ich weiß, dass mein Denken meinen Körper beeinflusst. Ich denke voller Liebe an mich und meine Augen. Die kosmische Energie und die Lebensfreude durchströmen mich zu jeder Zeit. Ich bin ein schöpferisches Wesen, ich erschaffe mir jetzt meine gesunden Augen. Ich bin in Liebe und in Dankbarkeit. Es ist natürlich für mich, gut zu sehen.

Ich kann sehr gut lesen und alles sehen. Meine Augen werden von Tag zu Tag immer stärker und heiler. Ich weiß, dass mein Denken meinen Körper beeinflusst. Ich denke voller Liebe an mich und meine Augen. Die kosmische Energie und die Lebensfreude durchströmen mich zu jeder Zeit. Ich bin ein schöpferisches Wesen, ich erschaffe mir jetzt meine gesunden Augen. Ich bin in Liebe und in Dankbarkeit. Es ist natürlich für mich, gut zu sehen.

Ich kann sehr gut lesen und alles sehen. Meine Augen werden von Tag zu Tag immer stärker und heiler. Ich weiß, dass mein Denken meinen Körper beeinflusst. Ich denke voller Liebe an mich und meine Augen. Die kosmische Energie und die Lebensfreude durchströmen mich zu jeder Zeit. Ich bin ein schöpferisches Wesen, ich erschaffe mir jetzt meine gesunden Augen. Ich bin in Liebe und in Dankbarkeit. Es ist natürlich für mich, gut zu sehen.

Ich kann sehr gut lesen und alles sehen. Meine Augen werden von Tag zu Tag immer stärker und heiler. Ich weiß, dass mein Denken meinen Körper beeinflusst. Ich denke voller Liebe an mich und meine Augen. Die kosmische Energie und die Lebensfreude durchströmen mich zu jeder Zeit. Ich bin ein schöpferisches Wesen, ich erschaffe mir jetzt meine gesunden Augen. Ich bin in Liebe und in Dankbarkeit. Es ist natürlich für mich, gut zu sehen.

Ich kann sehr gut lesen und alles sehen. Meine Augen werden von Tag zu Tag immer stärker und heiler. Ich weiß, dass mein Denken meinen Körper beeinflusst. Ich denke voller Liebe an mich und meine Augen. Die kosmische Energie und die Lebensfreude durchströmen mich zu jeder Zeit. Ich bin ein schöpferisches Wesen, ich erschaffe mir jetzt meine gesunden Augen. Ich bin in Liebe und in Dankbarkeit. Es ist natürlich für mich, gut zu sehen.

Astigmatismus

Astigmatismus oder Stabsichtigkeit geht auf eine Verkrümmung der Hornhaut zurück. Die einfallenden Lichtstrahlen werden nicht in einem Brennpunkt gebündelt, sondern es entstehen zwei Brennlinien und damit unscharfe Bilder. Astigmatismus kann Kurz- und Weitsichtigkeit begleiten, tritt aber auch unabhängig davon auf. Eine weitere Form des Astigmatismus geht auf eine Verletzung und anschließende Vernarbung der Hornhaut zurück.

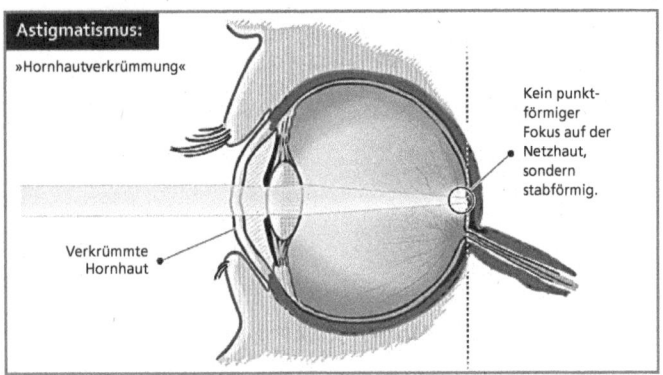

Astigmatismus:

»Hornhautverkrümmung«

Kein punktförmiger Fokus auf der Netzhaut, sondern stabförmig.

Verkrümmte Hornhaut

Ich vermute, dass gerade Astigmatismus mit dem Verlust von Seelenanteilen zu tun hat. Dies sind die emotionalen Verluste und Verletzungen, die unsere Seele zum Splittern bringen. Die Speicherung von unerlösten seelischen Konflikten kann Unregelmäßigkeiten und Narben auf der Hornhaut nach sich ziehen.

Wenn man die Augen rollt, spürt man, dass es Stellen gibt, die sich der Bewegung widersetzen. Gerade dort sind die Trauma-Themen gespeichert, deren Schmerz so groß ist, dass wir lieber nicht hinschauen, es nicht fühlen und stattdessen abspalten. Selbstliebe, Selbstannahme und Selbstverwirklichung sind die großen Themen für Astigmatiker.

Frage dich:
- ☉ Wie wahrhaftig ist meine Liebe zu mir selbst?
- ☉ Habe ich womöglich die Tendenz, mich selbst zu belügen, mir selbst irgendetwas vorzumachen?
- ☉ In welcher Welt möchte ich leben, und in welcher lebe ich in Wirklichkeit? Wie groß ist der Unterschied von dem Gewünschten zur Realität?

Erkenne, dass es deine eigenen Entscheidungen sind, die du auslebst, ob es sich nun um deine Emotionen, Beziehungen, Diagnosen von Krankheiten oder etwas anderes handelt. Alles wurde bewusst oder unbewusst von dir selbst gewählt. Es bringt daher nichts, dich andauernd fertigzumachen, dir für Dinge, die du vielleicht in deiner Kindheit erlebt hast, die Schuld zu geben oder andere Leute oder Begebenheiten zu beschuldigen. Gesünder ist es, all das, was du bist, was du warst und jeweils sein wirst, in Liebe anzunehmen und dich selbst mit all deinen schönen und weniger schönen Seiten in die Arme zu schließen.

Halte nicht fest an Verletzungen und Groll, denn das macht dich dogmatisch und vernebelt dir die Wege der neuen Möglichkeiten. Dann siehst und erkennst du nicht, dass jedes Problem einen Ausweg hat. Wer an alten Gewohnheiten festhält, wird durch Angst geführt. Wer einfach neue Wege geht, ohne sich dabei unnütze Sorgen und Gedanken zu machen, wie etwas sein oder werden wird, der wird durch Liebe geführt. Liebe ist Freiheit, und Angst macht uns zu Sklaven. Öffne dich deiner Selbstliebe, und die Liebe heilt auch dein Augenlicht.

WICHTIGE TIPPS FÜR STABSICHTIGE

- ☉ Achte bei allen Tätigkeiten, die die Augen anstrengen, darauf, Pausen einzulegen, in denen du dich aktiv bewegst.

- Wenn du einer Tätigkeit nachgehst, die anstrengend für die Augen ist, führe jede halbe Stunde für fünf Minuten Augengymnastik durch (Grundübung oder mit den Augen rollen, siehe Seite 113).

- Denke daran, dich mehrmals am Tag tief zu entspannen, ganz besonders den Kopf, Hals- und Schulterbereich.

- Beobachte deine Gewohnheiten und erinnere dich daran, dass Astigmatismus durch Verspannung begünstigt wird. Innere und äußere Verspannung laufen immer parallel. Also entspanne nicht nur deinen Körper, sondern auch dein Gemüt. Spüre deine Füße, lass die Emotionen durch die Füße abfließen.

- Führe folgende Übungen und Meditationen durch, sie sind sehr wohltuend: *Sich selbst sehen* (siehe Seite 57) und *Gesehen werden* (siehe Seite 57), *Augen in Liebe einbetten* (siehe Seite 78). Sorge auch für eine Seelenrückholung und die Lösung von Besetzungen.

- Konzentriere dich öfter am Tag auf deine Füße, um dich zu erden und deine Energie auf dich zu fokussieren. Einfach die Socken spüren, einige bewusste Atemzüge machen, dann die Augen schließen, entspannen und lächeln. Mit dieser kurzen Übung bist du wieder im Hier und Jetzt angekommen. Mach es gleich jetzt!

- Gehe täglich spazieren, und wechsle immer wieder von der Nah- zur Fernsicht.

- Massiere am Abend die Füße mit Kokos- oder Sesamöl, dem du nach Bedarf 1 Tropfen echtes ätherisches Zedernnussöl beigefügt hast. Zedernnussöl hilft dir, dich zu erden, tiefer zu entspannen und loszulassen.

- Weil beim Astigmatismus immer auch emotionale Gründe vorhanden sind, empfehle ich dir, unbedingt eine Lumi-Sitzung durchzuführen (siehe ab Seite 126).

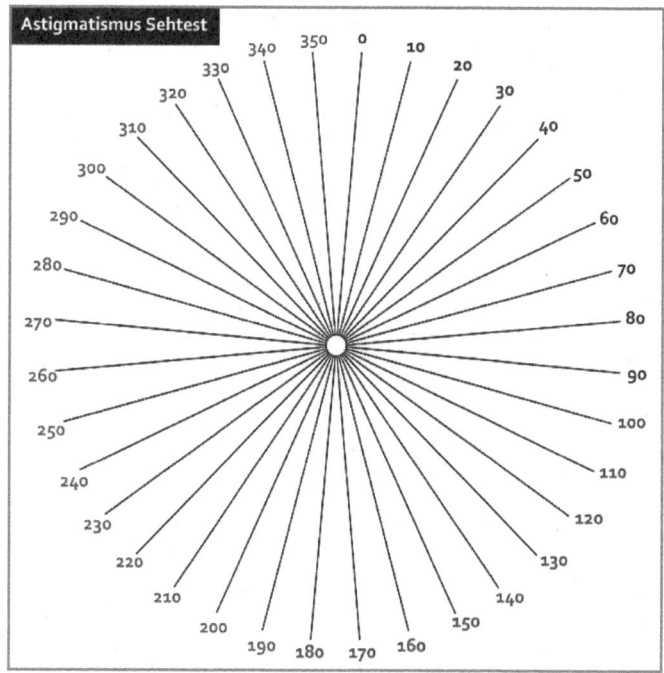

Astigmatismus Sehtest

Mit dem Astigmatismus-Spiegel kann man kontrollieren, ob man stabsichtig ist. Dafür betrachtet man den Astigmatismus-Spiegel ganz entspannt aus verschiedenen Entfernungen, zuerst mit dem einen, dann mit dem anderen Auge und anschließend mit beiden Augen. Wenn einige Linien dabei dicker und dunkler erscheinen, hat man eine Hornhautverkrümmung.

Durch die Strahlen kann man auch erkennen, auf welcher Achse der Astigmatismus ausgeprägt ist. Manchmal ist nur ein Auge betroffen. Das rechte Auge hat mit unserer Zukunft zu tun, es ist männlich oder die Vaterseite. Das linke Auge hat mit unserer Vergangenheit zu tun, es ist weiblich und die Mutterseite. Je nachdem, welche Seite betroffen ist, geht man die Themen an. Wenn du ein Mann bist und dein rechtes Auge eine Hornhautverkrümmung aufweist, dann ist dies ein Hinweis, deine Männlichkeit zu leben und zu stärken. Es geht darum, die Kraft von deinen männlichen Ahnen zu beziehen. Vielleicht sollst du dich auch mit dem Vaterthema versöhnen und Frieden schließen. Wenn deine Männlichkeit wieder im Fluss ist, schaust du mit einem Gefühl der Sicherheit und mit Hoffnung in die Zukunft.

Wenn du ein Mann bist und dein linkes Auge eine Hornhautverkrümmung aufweist, dann geht es um das Thema Weiblichkeit, deine Beziehungen zu Frauen und zu deiner Mutter. Womöglich verlangt deine Seele nach Versöhnung mit deiner Mutter oder auch mit einer Frau aus deiner Vergangenheit. Lerne auch, die weiblichen Seiten in dir zu leben: Intuition, Kreativität und Im-Fluss-Sein. Dann kannst du auch die Vergangenheit loslassen und dein Leben in der Gegenwart leben.

Umgekehrt bei der Frau. Geht es bei dir um dein rechtes Auge, dann ist das Thema Vater sowie das männliche Geschlecht dein Thema. Vielleicht geht es auch um Versöhnung mit deinem Vater oder deinem Partner. Die Heilung dieses Themas gibt dir Sicherheit für die Zukunft.

Ist dein linkes Auge mehr betroffen, dann sollst du deine Weiblichkeit stärken, dich als Frau fühlen und definieren, dich mit deinen weiblichen Ahnen versöhnen und zulassen, dass sie dir ihre Kraft zur Verfügung stellen. Dann kannst du deine Vergangenheit loslassen.

Grüner Star

Grüner Star (Glaukom) ist eine sehr ernst zu nehmende Diagnose, die eine Schädigung der Nervenzellen der lichtempfindlichen Netzhaut oder des Sehnervs zur Folge hat und zur Erblindung führen kann. Beim grünen Star kann der Druck im Augapfel erhöht sein. Dazu kommt es, wenn in der vorderen Augenkammer, wo sich die Augenlinse befindet, mehr Kammerwasser gebildet wird, als über das Abflusssystem im Kammerwinkel abtransportiert werden kann. Das Kammerwasser versorgt die Linse und die Hornhaut mit Sauerstoff und Nährstoffen. Wenn es sich staut, so steigt auch der Druck im Auge. Häufig wird der Abfluss von Kammerwasser durch Ablagerungen gestört, was ein Zeichen dafür ist, dass die Erkrankung mit einer hohen Verschlackung des Körpers zusammenhängt.

Lange Zeit ging man davon aus, dass ein erhöhter Augendruck die einzige Ursache für den grünen Star wäre. In breit angelegten Untersuchungen stellte sich jedoch heraus, dass ein Drittel der Patienten nicht unter diese Kategorie fällt, sondern das Glaukom mehrere Faktoren als Ursachen hat. Neben dem erhöhten Augendruck ist es vor allem eine schlechte Durchblutung des Sehnervs und der Nervenzellen der Netzhaut, die zu einem Glaukom führt – aus meiner Sicht ein weiteres Symptom für die Verschlackung des Körpers.

Ein Glaukom wird oft zu spät diagnostiziert, da es im Anfangsstadium keine typischen Krankheitszeichen gibt. Daher ist die Vorsorge so wichtig: ein gesunder Lebensstil, eine gesunde Ernährung, regelmäßige Entgiftung des Körpers und ein psychisch-emotionales Gleichgewicht.

Glaukomkranke machen sich selbst zu viel Stress und Druck, und zwar auch dann, wenn es unnötig ist. Dies kann auf ein übernommenes Lebensmuster aus der Familie oder dem Kollektiv hinweisen: zu viele ungeordnete Gedanken, Sorgen oder Ängste, und dabei fehlt es an Erdung. Ich empfehle, immer wieder am Tag die Socken zu spüren, eine Pause zu machen, sich selbst wahrzunehmen und bewusst zu atmen.

WICHTIGE TIPPS BEI GRÜNEM STAR

- ☉ Gerade bei dieser Diagnose sollte man zusammen mit einem Augenarzt arbeiten. Achte darauf, dass der Augenarzt ganzheitlich arbeitet und nicht nur ein Symptom, sondern auch den ganzen Menschen betrachtet.

- ☉ Stehe oder setze dich morgens nach dem Aufwachen gleich auf, denn in den Morgenstunden ist der Augeninnendruck besonders hoch, und die aufgerichtete Position und Bewegung begünstigen ein Absenken des Drucks.

- ☉ Ungünstig ist ein langer Aufenthalt im Dunkeln, da die erweiterte Pupille den Abtransport der Flüssigkeit aus dem Auge verschlechtert. Sorge deshalb für einen gesunden Lebensstil und ausreichend Zeit in der Sonne.

- ☉ Manche Medikamente führen zu einer Erweiterung der Pupillen. Sprich mit deinem Arzt darüber, ob du wirklich auf die Medikamente angewiesen bist oder ob es Ausweichpräparate mit weniger Nebenwirkungen gibt. Alkohol, Drogen und Koffein sollten gar nicht konsumiert werden. Entkoffeinierter Kaffee hat immer noch 10 Prozent Restkoffein und übersäuert den Körper. Achte besonders auf eine Entgiftung, und lass deine Medikamente anschließend neu einstellen.

- ☉ Rauchen ist bei dieser Diagnose sehr gefährlich, weil es die Verengung der Gefäße begünstigt.

- ☉ Meide Tätigkeiten und Situationen, wo der Blutfluss zum Kopf erhöht wird. Auf der Ebene des physischen Körpers ist es hier vor allem das Bücken und auf der Ebene des emotionalen Körpers alles, was dir zu Kopf steigt, wie Wut und Aggressionen.

- Gefährlich sind starke Temperaturschwankungen, wie zum Beispiel der Aufenthalt in der Sauna und anschließend kaltes Duschen. Schütze dich im Winter wie im Sommer mit einer entsprechenden Kopfbedeckung.

- Enge Kleidung am Hals sollte vermieden werden. Vermeide langes Sitzen am Computer und Verspannungen im Hals- und Schulterbereich. Mache alle halbe Stunde eine Pause. Steh auf, sieh durch das Fenster in die Ferne. Bewege deinen Kiefer, Schultern und Kopf.

- Günstig sind das Lesen und die Naharbeit, da dies die Pupillen verengt. Achte auf eine gute Beleuchtung, um die Augen nicht zusätzlich anzustrengen.

- Meide Verstopfungen. Sorge für eine gute Verdauung (siehe ab Seite 26).

- Lass alle Lebensmittel weg, die den Blutzuckerspiegel erhöhen, da ein hoher Blutzuckerspiegel oft mit einem erhöhten Augeninnendruck einhergeht. Das sind vor allem Zucker, Brot, Backwaren, Nudeln und Fast Food. Sebastian Kneipp sagte: »Der Weg zur Gesundheit führt durch die Küche, nicht durch die Apotheke.«

- Trinke reines, lauwarmes Wasser über den Tag verteilt, jedoch nicht zu viel auf einmal.

- Iss Obst und Gemüse mit einem hohen Gehalt an Lutein und Zeaxanthin. Dies sind orangegelbe Carotinoide, die die Sehzellen vor freien Radikalen schützen. Sie sind vor allem in Spinat, Grünkohl, Brokkoli und Erbsen, Tomaten, Karotten und auch in Goji-Beeren enthalten.

- Iss regelmäßig Heidelbeeren: sie haben einen hohen Anteil an Anthocyanidinen, die eine starke antioxidative Wirkung aufweisen und somit das Auge schützen. Sie beugen ebenfalls der Makuladegeneration und dem grauen Star vor.

- Treibe regelmäßig Sport, denn eine ausgewogene Bewegung wirkt vorbeugend auf hohen Augeninnendruck. Am besten sind leichtes Joggen, Radfahren, Schwimmen, Wandern. Meide jedoch Kraftsport und Übungen, bei denen der Kopf nach unten weist und sich zusätzlich Druck aufbaut.

- ☺ Achte auf den Blutdruck. Ein zu niedriger Blutdruck kann zu einer Minderung der Durchblutung der Sehnerven führen und die Entwicklung des grünen Stars beschleunigen. Bei niedrigem Blutdruck ein paar Steinsalzkörnchen auf die Zunge legen und schluckweise warmes Wasser trinken, sich bewegen und die Hände und Füße reiben.

- ☺ Energetisch solltest du bei dieser Diagnose regelmäßig überprüfen, wie frei und offen die Fußchakren sind (siehe Seite 39).

- ☺ Konzentriere dich mehrmals am Tag auf die Füße. Menschen mit erhöhtem Augeninnendruck haben die Neigung, zu viel zu denken und zu grübeln, sich den Kopf zu zerbrechen oder anderen etwas nachzutragen. Wenn man die Aufmerksamkeit auf die Fußsohlen lenkt, wird es leichter, man kommt schneller aus dem ständigen Kreislauf der Gedanken heraus. Einfach die Socken spüren, ein paar bewusste Atemzüge machen und die Augen schließen. Entspanne dich, lächle und blinzle mehrmals mit den Augen, wenn du ins Hier und Jetzt zurückkehrst.

- ☺ Ich empfehle dir, eine Lumi-Sitzung durchzuführen (siehe ab Seite 126). Sie hilft dir dabei, die seelische Ursache für den grünen Star zu erkennen und zu transformieren.

Grauer Star

Solange wir jung und gesund sind, ist die Linse unseres Auges klar und durchsichtig. Wenn der Körper aber Schlacken ansammelt, beeinträchtigt dies auch die Linse und somit die Sehfähigkeit des Auges. Man sieht verschwommen, wie durch einen Schleier, der sich nach und nach bis zur Blindheit verstärkt.

Meistens sind ältere Menschen vom grauen Star (Katarakt) betroffen. Je nach dem Grad der Vergiftung des Körpers, zum Beispiel durch starke Medikamente, können sich die Symptome aber auch früher zeigen.

In der Medizin erfolgt die Behandlung durch eine Operation, bei der die Linse ganz oder zu einem Teil durch eine künstliche ersetzt wird. Jedoch sollten wir an dieser Stelle bedenken, dass damit nicht die Ursache, sondern lediglich ein Symptom behandelt wird. Es reicht nicht aus, nur die Linse auszutauschen, und die Operation kann Nebenwirkungen haben. Man sollte sich immer dem ganzen Körper widmen und sich um eine Entgiftung bemühen.

Auch emotionale Blockaden spielen beim grauen Star eine Rolle, vor allem negative Erwartungen, die Vorstellung, dass etwas Schlechtes passieren wird, Angst vor dem Alter, Angst vor dem Leben, Rückzug und Sich-Aufgeben.

WICHTIGE TIPPS BEI GRAUEM STAR

- ⊚ Stelle deine Ernährung um auf vegane Trennkost mit hohem Gemüse- und Grünanteil, um den Körper wieder in den basischen Bereich zu bringen und das Verdauungssystem zu regulieren.
- ⊚ Entgifte deinen Körper und ganz besonders die Leber.

- Nimm entgiftende Bäder mit Natron und Steinsalz: 500 Gramm Natron und 2 Kilogramm Steinsalz in die Badewanne geben, Badezeit: eine halbe Stunde bis 40 Minuten. Bitte kein Speisesalz verwenden, sondern nur reines Steinsalz.
- Auch Sauna und Dampfbäder sind ideal, um angestaute Schlacken aus dem Körper auszuleiten.
- Trinke mindestens 2 Liter Wasser am Tag. Dein Körper braucht diese Menge, denn er scheidet täglich etwa 1,5 Liter Flüssigkeit aus. Das Wasser sollte ohne Kohlensäure sein und Körpertemperatur haben. Wasser ist sehr wichtig für uns, um Giftstoffe aus dem Körper zu lösen.
- Mache jeden Morgen eine Ölziehkur, und schabe anschließend die Zunge (siehe Seite 30).
- Nimm Chlorophyll in konzentrierter Form ein: Chlorella, Spirulina, Afa-Algen, Gerstengrassaft, Moringapulver.
- Iss reichlich Kräuter wie Petersilie, Dill, Schnittlauch, Koriandergrün sowie Wildkräuter. Du kannst die Kräuter zusammen mit Gurke und einer Avocado zu einem Pesto oder einer kalten Suppe mixen und mit etwas Steinsalz und Knoblauch verfeinern. Dies sind sehr reinigende Lebensmittel, doch achte darauf, dass sie aus Bio-Anbau stammen.
- Führe regelmäßig Gurkentage durch.
- Füge deiner Ernährung Sanddorn hinzu, da er einen sehr hohen Gehalt an Vitamin C aufweist. Schon 3 Löffel Sanddornsaft sollen den kompletten Tagesbedarf eines Erwachsenen an Vitamin C decken. Verwende Sanddornsaft ohne Zusatz von Zucker.
- Ausgiebige Spaziergänge an der frischen Luft helfen dem Körper, sich zu erneuern. Wenn du kannst, gehe barfuß, es hilft dem Körper, sich zu reinigen.
- Ich empfehle dir die Meditationen zum Loslassen der Vergangenheit und zur Klärung der Ahnen (siehe Seite 68). Bette täglich die Augen in Liebe ein (siehe Seite 78). Auf diese Weise kannst du psychischen Ballast entsorgen und schaffst eine neue Klarheit in deinem Inneren, die sich auch auf dein Sehen auswirkt.

- Massiere am Abend die Füße mit Kokos- oder Sesamöl. Gib 1 Tropfen echtes ätherisches Zedernnussöl dazu, um dich zu erden, zu entspannen und besser loszulassen.

- Spüre deine Socken! Um den inneren Ballast und die zwanghaften Gedanken loszulassen, lenke deine Aufmerksamkeit mehrmals am Tag auf deine Fußsohlen, atme bewusst ein und aus, dann schließe die Augen und lächle. Fange jetzt gleich damit an!

- Auch allen an grauem Star Erkrankten empfehle ich eine Lumi-Sitzung, um die emotionalen Blockaden zu lösen.

Makuladegeneration

Die Makula (gelber Fleck) ist ein nur etwa fünf Millimeter gro-
ßer Bereich in der Netzhautmitte, in dem die Dichte der Lichtsinneszellen besonders hoch ist. Dort fließen Informationen
über Helligkeit, Kontrast und Farben des betrachteten Objekts
zu einem scharfen, farbigen Bild zusammen, während der übrige
Teil der Netzhaut eher Umrisse und Hell-Dunkel-Kontraste wahr-
nimmt.

Die Makuladegeneration ist eine Erkrankung der Netzhautmitte. Die Lichtsinneszellen werden ständig vom Körper neu gebildet, während die alten Zellen absterben und in ihre Einzel-
teile zerlegt werden. Stoffe, die nicht vom Körper weiterverwen-
det werden, lagern sich als Abfallprodukte ab. Zusammen mit anderen Schlacken können sie sich auf der Netzhaut anhäufen. Beim
gesunden Auge werden die Schlacken von der Gewebeschicht unter
der Netzhaut verarbeitet. Ist die natürliche Reinigung des Körpers
gestört, kann dies zur Makuladegeneration führen, die unterschiedliche Formen und Krankheitsverläufe hat. Die Anzeichen
sind eher schleichend und treten oft erst nur bei einem Auge auf.
Das Sehen wird verschwommen oder verzerrt, die Konturen nehmen ab. In der Mitte des Sehfelds zeigen sich Unschärfen, die
später zu einem grauen Fleck hin anwachsen, der sich auszudehnen beginnt und das Auge erblinden lassen kann. Anfangs kann
das gesunde Auge die Fehlsicht ausgleichen, doch meist erfasst
die Krankheit dann auch das zweite Auge.

Auf der Ebene des physischen Körpers hilft eine konsequente
Entgiftung, zusammen mit einer Umstellung der Ernährung (siehe
ab Seite 26). Unser Körper spiegelt jedoch immer auch unsere
Psyche wider, und daher sind es nicht nur die stofflichen Abfallprodukte, die das Auge belasten, sondern auch Psychomüll, Stress

und emotionale Erschöpfung, die sich über die Lebensjahre hinweg ansammeln.

Wie auch immer deine Diagnose lautet: Erkenne, dass es auch deine Wahl war, selbst wenn du diese unbewusst getroffen hast. Du bist und bleibst immer ein Schöpfer, und durch deine Schwingung kannst du dich heil oder krank erschaffen.

Die Diagnose war nicht immer da. Frage dich:
- Wann begann es?
- Gab es vor den ersten Symptomen etwas in meinem Leben, das mich emotional erschüttert hat?
- Oder war ich über viele Jahre hinweg ständigem Stress ausgesetzt?
- Neige ich dazu, mich zu hetzen? Schaffe ich mir unnötigen Druck?

Die Aufgabe lautet, innerlich zur Ruhe zu kommen. Dabei helfen dir Übungen und Meditationen, die dich ins Hier und Jetzt bringen, damit du dich von deinen kreisenden Gedanken erholen kannst. Versöhne dich wieder mit dir selbst und mit deinem Leben und lerne, dich bedingungslos zu lieben.

WICHTIGE TIPPS BEI MAKULADEGENERATION

- Sorge für regelmäßige körperliche Bewegung, ausgiebige Spaziergänge.
- Reinige den Körper von Giftstoffen, und stelle auf vegane Trennkost um.
- Achte ganz besonders auf die Gesundheit der Leber. Verzichte ganz auf Alkohol, tierische Eiweiße, fette Speisen, Zucker.
- Eine ausgewogene, gesunde und vitaminreiche Ernährung ist besonders wichtig. Iss Karotten und Heidelbeeren, viel Obst und grünblättriges Gemüse, besonders Grünkohl, Löwenzahnblätter, Endiviensalat und Wildkräuter, da sie die besten natür-

lichen Quellen zellschützender Antioxidanzien sind. Nimm Chlorophyll in konzentrierter Form ein: Chlorella, Spirulina, Afa-Algen, Gerstengrassaft, Moringapulver. Nimm Knoblauch in deinen Speiseplan auf, er stärkt die Gefäße, reinigt den Körper und liefert wichtige Mineralien. Sanddorn sorgt dafür, dass dein Körper ausreichend mit Vitamin C versorgt ist. Auch Carotinoide wie Lutein und Zeaxanthin, die reichlich in Goji-Beeren zu finden sind, solltest du täglich durch natürliche Quellen zuführen, um die Makula gesund zu erhalten.

- ☉ Trinke genügend reines Wasser über den Tag verteilt. Das ist ein Muss für dich. Dein Körper braucht mindestens 2 Liter Wasser, denn er scheidet täglich etwa 1,5 Liter Flüssigkeit aus, und daher sollte diese Menge ausreichend gedeckt werden. Das Wasser sollte ohne Kohlensäure und auf Körpertemperatur erwärmt sein. Tee, Saft und andere Getränke gelten nicht als Wasser – Saft ist Nahrung, und wenn es ein Kraut oder eine Wurzel ist, die du aufbrühst, ist es ein Heilmittel.

- ☉ Nimm Lichtmedizin für gesunde Augen (siehe Seite 158).

- ☉ Ich empfehle dir, regelmäßig Kupferschmuck zu tragen. So kann der Körper sich die benötigte Menge über die Haut holen. Wenn wir nicht gesund sind und einen Mangel an Kupfer haben, färbt sich der Schmuck dunkel. Man kann auch einen Kupferbecher mit Wasser füllen, es über Nacht stehen lassen und morgens trinken, um den Körper mit Kupfer zu versorgen.

- ☉ Vermeide Stress und lerne, Emotionen loszulassen. Führe eine energetische Leberreinigung durch, und sorge für deine Milzchakren (siehe ab Seite 80).

- ☉ Bette deine Augen in Liebe ein (siehe Seite 78), übe mit der Energie-Kugel (siehe Seite 51), und mache das Palming (siehe Seite 113).

- ☉ Eine Lumi-Sitzung hilft dir, emotionale Blockaden zu transformieren.

Übungen für die Augen

Um die Augen gesund zu erhalten und die natürliche Sehkraft wiederzuerlangen, sind die folgenden Gymnastikübungen sehr hilfreich. Ich empfehle sie besonders bei Kurz- und Weitsichtigkeit, bei Altersweitsichtigkeit sowie bei Astigmatismus, aber auch als Prophylaxe für gesunde Augen. Bevor du beginnst, beachte bitte die folgenden Tipps:

- Die beschriebenen Übungen sollten ohne Brille und Kontaktlinsen durchgeführt werden.
- Nach Augenoperationen mindestens ein halbes Jahr lang keine Übungen durchführen.
- Bei Makuladegeneration und anderen schweren Augenerkrankungen bitte zuerst den Arzt konsultieren und abklären, ob Augengymnastik erlaubt ist.

Je häufiger und vor allem regelmäßiger du diese Übungen ausführst, umso wirkungsvoller sind sie. Versuche, die Augengymnastik nicht als eine lästige zusätzliche Anstrengung zu sehen, die du dir zum normalen Alltagspensum aufbürdest. Im Gegenteil: Stell dir vor, dass du dir eine bewusste Auszeit gönnst, die dir und deiner Sehkraft gewidmet ist. Schenke dir ein paar Minuten täglich, in denen du deine Selbstheilungskräfte aktivierst. Du wirst bald bemerken, dass das wahre Wunder bewirkt.

AUGENTABELLE

Die folgende Augentabelle dient dir zur Selbstkontrolle. Schau die Tabelle ohne Brille an und stelle fest, welche Zeile du gut erkennen kannst. Prüfe dein Sehvermögen nach jedem Üben und nach jeder Meditation.

Ich liebe meine Augen!

Sie sind mir sehr wertvoll,

deswegen nehme ich mir Zeit für sie.

Ich bin dankbar, dass meine Augen sich selbst regenerieren und harmonisieren.

Ich stärke täglich meine Sehkraft durch meine Zuwendung und Liebe.

Ich bin überzeugt, dass ich ein göttliches Wesen bin

und mich selbst und meine Augen heilen und erneuern kann.

Mit jedem Tag sehe ich immer besser und deutlicher.

Ich sehe klar in fern und nah! Ich habe vollkommen gesunde Augen!

Oh! Ich lese das hier ganz ohne Brille! Ich habe es geschafft! Ich liebe mich! Ich bin das Beste, was mir je passiert ist!

ÜBUNG: HÄNDEAUFLEGEN

Das Auflegen der Hände auf die Augen wird auch als Palming bezeichnet (vom englischen *palm*, Handfläche) und sollte am Ende jeder Augenübung durchgeführt werden. Hierbei fließt die Energie aus den Chakren der Handflächen in die Augen hinein und hilft ihnen, sich zu entspannen und zu regenerieren. *Wichtig: Die Handflächen legen sich wie Schiffchen auf die geschlossenen Augen, ohne auf die Lider zu drücken.*

1. Setze dich an einen Tisch, und stütze deine Ellenbogen auf.
2. Reibe nun deine Handflächen aneinander, um Energie und Wärme zu erzeugen.
3. Lege die Handflächen wie beschrieben für mindestens eine Minute über deine geschlossenen Augen.
4. Entspanne und spüre die Heilung.
5. Du kannst die Übung bis auf zehn Minuten ausdehnen.

ÜBUNG: GRUNDÜBUNG FÜR DIE AUGEN

Die Grundübung dauert nur etwa fünf Minuten. Führe sie 40 Tage lang drei Mal täglich durch, anschließend mindestens einmal täglich. Nimm dir die Zeit dafür, deine Augen werden es dir danken!

Bevor du beginnst, richte dich auf, und konzentriere dich auf deine Absicht: »Ich habe vollkommen gesunde Augen!« Lächle und nimm die Absicht als deine Wahrheit wahr. Erschaffe in dir das Gefühl der Liebe und Dankbarkeit. Dann beginne mit der Augengymnastik.

1. Mit den Augen nach oben und dann nach unten schauen. Insgesamt acht Mal. Danach ein paarmal zwinkern.

2. Nach rechts und dann nach links schauen. Insgesamt acht Mal. Zwinkern.
3. Nach rechts oben und links unten schauen. Insgesamt acht Mal. Zwinkern.
4. Nach rechts unten und links oben schauen. Insgesamt acht Mal. Zwinkern.
5. Augen in die eine und dann in die andere Richtung rollen. Jeweils acht Mal.
6. Zur Nasenwurzel schauen und dann mit beiden Augen gleichzeitig nach außen sehen. Insgesamt acht Mal.
7. Die Augen schließen und entspannen.
8. Nun die Übungsschritte 1 bis 7 mit geschlossenen Augen wiederholen, allerdings ohne zu zwinkern.
9. Öffne die Augen. Sieh auf deinen Daumen. Dann blicke in die Ferne. Wiederhole dies mehrere Male.
10. Zum Schluss reibe deine Handflächen aneinander, schließe die Augen, und lege die Handflächen für mehrere Minuten darauf, ohne dabei auf die Augenlider zu drücken. Sende dabei Liebe, Wertschätzung und Dankbarkeit an deine Augen.

ÜBUNG: AUGENÜBUNG AM ARBEITSPLATZ

Wenn du viel am Computer arbeiten oder dich auf ein Objekt in deiner Nähe konzentrieren musst, gönne dir mehrmals am Tag kleine Entspannungspausen für deine Augen. Sie dauern nur zwei bis drei Minuten.

1. Suche dir für die Akkommodationsübung in deiner näheren Umgebung oder auf deinem Schreibtisch drei oder mehr Stationen aus, die sich in unterschiedlichen Abständen zum Bildschirm befinden, wie zum Beispiel die

Tastatur, einen Gegenstand hinter dem Monitor und einen weiteren auf dem Schreibtisch.

2. Lenke nun den Blick auf eine der Stationen, verweile für einen Moment, dann bewege deine Augen weiter zu den nächsten Stationen. Anschließend schau zur Wand und zu den Blumen auf der Fensterbank oder dem Fenster.

3. Dann lenke den Blick zurück zu den einzelnen Stationen.

4. Wenn du wieder bei der ersten Station angekommen bist, blinzele mit den Augen.

5. Zum Schluss reibe deine Handflächen aneinander, und lege sie für eine Minute auf deine geschlossenen Augen, ohne auf die Augenlider zu drücken. Sende dabei Liebe, Wertschätzung und Dankbarkeit an deine Augen. Dann öffne die Augen, spüre deine Füße, bewege die Zehen, und gehe weiter deiner Arbeit nach – bis zur nächsten Pause.

ÜBUNG: AUS DEM FENSTER BLICKEN

Falls du einen schönen Ausblick aus dem Fenster hast, kannst du die oben beschriebene Akkommodationsübung folgendermaßen variieren.

1. Klebe auf das Fenster in Augenhöhe eine Briefmarke auf, und stelle dich davor. Schau auf die Briefmarke, und versuche das Bild zu erkennen. Bitte achte darauf, währenddessen die Augen nicht zu verspannen, sondern lass bewusst los.

2. Nun lass deinen Blick durch das Fenster hindurch nach draußen wandern, und betrachte Objekte in der Ferne.

3. Konzentriere dich nun wieder auf die Briefmarke, und wechsle anschließend mehrmals von nah zu fern.

4. Beende die Übung wie zuvor: Reibe die Handflächen aneinander, und lege sie für eine Minute auf deine geschlossenen Augen, ohne auf die Augenlider zu drücken. Sende dabei Liebe, Wertschätzung und Dankbarkeit an deine Augen. Dann öffne die Augen, spüre deine Füße, bewege die Zehen, und gehe weiter deiner Arbeit nach – bis zur nächsten Pause.

ÜBUNG: KERZENFLAMME

Wenn deine Hornhaut verkrümmt ist, führe die folgende Übung täglich durch.

1. Zünde eine Kerze an, und stelle sie vor dir auf den Tisch. Schau die Flamme an.
2. Halte den Blick weiter auf die Flamme gerichtet. Bewege dich dabei langsam 1 bis 2 Meter vom Tisch weg, und kehre dann wieder zurück.
3. Wiederhole dies mehrere Male, und beende die Übung mit dem Palming (siehe Seite 113).

ÜBUNG: DAUMENÜBUNG

Diese Übung ist hilfreich bei Astigmatismus. Ich empfehle, sie einmal täglich oder im Wechsel mit der obigen Übung durchzuführen.

1. Halte den Daumen etwa 10 Zentimeter vor deine Nase.
2. Bewege den Daumen ganz langsam und gerade nach oben, und folge ihm mit dem Blick so weit wie möglich, ohne dabei den Kopf zu bewegen.

3. Dann führe den Daumen ganz langsam gerade nach unten.
4. Als Nächstes bewege den Daumen langsam im Uhrzeigersinn.
5. Schließe die Augen und entspanne.
6. Wiederhole die Übung, aber bewege den Daumen dieses Mal bei Schritt 4 gegen den Uhrzeigersinn.
7. Entspanne und lass deine Liebe und Dankbarkeit zu deinen Augen fließen.

ÜBUNG: AUS DER STARRE ERWACHEN

Bewege deine Augen ohne Brille so viel, wie du kannst. Blinzle und fokussiere den Blick auf verschiedene Punkte. Gehe spielerisch und mit Freude vor, und integriere die Übung in deinen Tagesablauf. Beginne deinen Tag mit einer kleinen Augenübung, die du gleich nach dem Aufwachen noch im Bett ausführen kannst.

1. Konzentriere dich zuerst auf dein rechtes Auge. Rolle es zehn Mal in die eine, dann in die andere Richtung. Dabei rollt natürlich unser linkes Auge mit, aber wir konzentrieren uns nur auf das rechte, und es fühlt sich dadurch viel leichter an, als wenn man mit beiden Augen gleichzeitig rollt.
2. Entspanne für eine halbe Minute, und führe dann die Übung mit dem linken Auge durch.
3. Lege nun die Hände auf deine Augen (Palming, siehe Seite 113) und entspanne. Gib deinen Augen Liebe und Dankbarkeit. Sage dir: Ich habe vollkommen gesunde Augen.

ÜBUNG: SCHÖNE AUGEN

Die folgende Übung ist für die Schönheit deiner Augen gedacht. Sie hilft dir nicht nur, deine Sehstärke zu verbessern, sondern auch die Fältchen um die Augen zu glätten und Schwellungen deutlich zu reduzieren. Mache diese Übungen einmal am Tag, und du wirst bereits nach zwei Wochen einen deutlichen Unterschied feststellen.

1. Setze dich mit aufgerichteter Wirbelsäule hin, und halte den Kopf gerade und mit Blick nach vorn. Ziehe die Schulter nach unten und den Kopf nach oben, sodass dein Hals ganz lang wird. Halte die Position etwa zehn Sekunden lang, dann entspanne. Wiederhole dies etwa zehn Mal.

2. Lege jeweils die Spitze des Zeigefingers auf den äußeren Rand und die Spitze des Mittelfingers auf den Innenrand der Augen. Öffne und schließe nun die Augen. Spüre dabei den Widerstand unter deinen Fingerkuppen. 30 Mal wiederholen.

3. Positioniere die Finger wie zuvor in Schritt 2. Schau mit offenen Augen die ganze Zeit nach oben, und bewege währenddessen das untere Augenlid nach oben, so als ob du die Augen zusammenkneifen wolltest, doch das obere Lid bleibt dabei geöffnet und dein Blick weiterhin nach oben gerichtet. 30 Mal wiederholen.

4. Öffne die Augen ganz weit, wie eine Eule, und halte dies acht bis zehn Sekunden lang. Achte darauf, dass deine Augenbrauen sich nicht nach oben bewegen und deine Stirn glatt bleibt. Dann lass los. Zehn bis 30 Mal wiederholen.

5. Male mit den Augen eine stehende Acht. Zehn Mal in eine und zehn Mal in die anderer Richtung.

6. Male mit den Augen eine liegende Acht. Zehn Mal in eine und zehn Mal in die andere Richtung.

7. Lege jeweils drei Finger leicht unter die Augen. Schließe die Augen, und schau mit geschlossenen Lidern ganz weit nach oben. Achte dabei darauf, dass deine Augen ganz geschlossen bleiben. 30 Mal.

8. Lege den Kopf ganz leicht in den Nacken, forme mit dem Mund den Buchstaben O, schau nach oben, und blinzle eine Minute lang ganz schnell.

9. Öffne Mund und Augen, und strecke die Zunge ganz weit heraus. Achte darauf, um die Nase keine Falten zu bilden, und ziehe die Unterlippe etwas nach unten. Wiederhole dies 30 Mal; es hilft gegen Schlupflider.

10. Zum Schluss schüttele den Kopf ganz schnell, aber nicht zu heftig (wie bei einem Nein). Dabei entspanne den Kiefer und die Augen, und schüttle das ganze Gesicht etwa eine Minute lang durch.

11. Reibe die Hände, um Wärme zu erzeugen, und wasche dein Gesicht mit den Händen 18 Mal.

12. Dann spüre deine Augen und dein ganzes Gesicht. Erfülle dein Gesicht mit Liebe und Dankbarkeit. Sende den Augen deine Liebe und Wärme, und sage dir: Ich habe vollkommen gesunde Augen.

13. Betrachte dich im Spiegel, lächle und sende dir einen Kuss.

Mentale Gymnastik

Bei der mentalen Gymnastik nutzen wir unsere schöpferische Kraft und fokussierte Aufmerksamkeit. Anders als bei der Gymnastik auf der physischen Ebene stellen wir uns die Übungsschritte vor und konzentrieren uns dabei ganz auf die Empfindungen, die währenddessen entstehen. Wir sind dabei völlig im Hier und Jetzt. Bei dieser Art von Gymnastik gibt es keine Nebenwirkungen wie Muskelkater, Muskelrisse oder körperliche Erschöpfung. Ganz im Gegenteil: Man fühlt sich nach der Durchführung wach, erfrischt und energievoll.

Mentale Gymnastik nährt unseren Körper mit Lebensenergie, weil sie mit Achtsamkeit einhergeht. Die Lebensenergie fließt dorthin, wo wir unsere Aufmerksamkeit hinlenken und innere, durch unsere Gedankenkraft erschaffene Bewegungen üben. Dabei ist sie nicht weniger wirksam als »normale« Gymnastik – im Gegenteil. Spitzensportler nutzen seit Jahrzehnten die Kraft der Imagination bei ihrem täglichen Training und verzeichnen mehr Muskelwachstum, größere Flexibilität und professionelle Fähigkeiten als andere, die nur den Körper trainieren.

Unser Gehirn unterscheidet nicht zwischen wirklich erlebten und inneren Dingen, und auch unser Körper reagiert gleich. Spüre in deinen Körper hinein, wenn du einen spannenden Film siehst oder einen Thriller liest. Du spannst die Muskeln an, ziehst unbewusst die Schultern hoch, und dein Körper schüttet Adrenalin aus. Auch gedankliche, also vorgestellte Bewegungen werden im Körper registriert. Sie sind gerade deshalb so kraftvoll, weil sie nicht nur den Körper, sondern auch die Energie mobilisieren. Sie beziehen sowohl den physischen als auch die feinstofflichen Körper mit ein. Darum nimm dir Zeit, nach den folgenden Übungen in dich hinein zu spüren und zu sehen.

Bei der mentalen Gymnastik kannst du sitzen, liegen oder stehen. Sämtliche Körperbewegungen werden visualisiert und gefühlt. Du atmest dabei ganz fein und sanft.

Bitte beachte:
Alle Übungen werden in einem entspannten Zustand durchgeführt. Um in Trance zu kommen, richte deinen Blick um etwa 45 Grad nach oben, fixiere ihn, ohne zu blinzeln, zähle bis sieben, und schließe dann die Augen, es sei denn, du möchtest lieber mit offenen Augen weiterüben.

Du bist nun in einer leichten Trance und in direktem Kontakt mit deinem Unterbewusstsein.

ÜBUNG ZUR ENERGIELENKUNG

Mithilfe dieser kleinen Übung zur Fokussierung spürst du sehr deutlich, wie deine Aufmerksamkeit die Wahrnehmung in deinem Körper verändern kann. Wenn es eine positive Aufmerksamkeit ist, so vermehrt sich der heilende Energiefluss, der sich auf den gesamten Körper auswirkt.

1. Konzentriere dich auf den Zeigefinger deiner rechten Hand. Du kannst dabei die Augen schließen, um dich besser zu fokussieren, oder du lässt die Augen offen, wenn es dir hilft, dabei mehr in der Gegenwart zu sein. Spüre, was für dich am besten ist. Spüre hin. Entspanne dich und gehe in eine leichte Trance. Versuche, den Finger mit deinem Gefühl zu betrachten, indem du deine Aufmerksamkeit auf ihn richtest. Frage dich, wie lichtvoll der Finger ist. Kann hier die Energie frei und ungehindert fließen?

Fokussiere dich weiterhin auf den Finger, und lass nun liebevolle Gefühle hineinfließen: Liebe, Dankbarkeit, Freude.

Liebkose deinen Finger mit deiner intensiven geistigen Zuwendung.

Schau jetzt noch einmal gefühlsmäßig deinen Finger an. Frage dich erneut, wie lichtvoll der Finger ist. Kann hier die Energie frei und ungehindert fließen?

Hat sich etwas verändert?

Wie fühlt sich dein Finger jetzt an? Unterscheidet er sich gefühlsmäßig von den anderen Fingern?

Um die Übung abzuschließen, atme mehrmals tief durch, bewege deine Finger, und spüre deine Füße. Dann öffne wieder die Augen.

MENTALE ÜBUNG FÜR DAS KNIEGELENK

Knie und Augen haben energetisch eine Verbindung. Beide stehen dafür, vorwärts zu gehen und zu blicken und den persönlichen Lebensweg einzuschlagen, um die eigene Lebensmission zu erfüllen. Wenn das Leben uns oft in die Knie zwingt und wir unseren Weg verlieren, können Blockaden in den Kniechakren entstehen, was auch physische Symptome mit sich bringt. Wenn wir unseren Weg nicht gehen und gegen unsere innere Wahrheit handeln, wirkt sich das wiederum auf unsere Wahrnehmung aus und damit auch auf unsere Augen.

1. Um in Trance zu kommen, richte den Blick um etwa 45 Grad nach oben, fixiere ihn, ohne zu blinzeln, zähle bis sieben, und schließe dann die Augen. In diesem Zustand arbeitest du direkt mit deinem Unterbewussten.

2. Konzentriere dich auf dein rechtes Kniegelenk. Lass deine ganze Aufmerksamkeit dorthin fließen. Spüre dein rechtes Knie. Schau das Knie mit deinem Gefühl an, indem

du deine innere Achtsamkeit dorthin lenkst. Frage dich, wie lichtvoll es ist. Kann hier die Energie frei und ungehindert fließen?

3. Bewege in deiner Vorstellung den rechten Fuß vom Kniegelenk aus nach vorne und dann zurück und weiter nach hinten. Du führst diese Bewegung nicht physisch aus, sondern mental. Stelle es dir vor, und fühle die Wirkung in deinem Körper.

4. Bewege mental deinen Fuß vom Kniegelenk aus nach rechts und dann zurück und weiter nach links. Spüre hin.

5. Nun mache mental eine kreisende Bewegung aus dem Kniegelenk heraus. Bleibe beim inneren Fühlen und der Fokussierung auf das rechte Knie, und sei ganz im Hier und Jetzt.

6. Halte das Kniegelenk in deiner Vorstellung ruhig. Sende deine Liebe und Dankbarkeit zum Kniegelenk.

7. Schau das Knie erneut mit deinem Gefühl an. Frage dich, wie lichtvoll es nun ist. Kann hier die Energie frei und ungehindert fließen? Hat sich hier etwas in deiner Wahrnehmung verändert? Wie fühlt es sich an?

8. Führe anschließend die gleiche Übung für dein linkes Knie durch.

ÜBUNG: HALSWIRBELSÄULE STÄRKEN UND DEN ATLAS BEFREIEN

Fast jeder Mensch hat eine Fehlstellung des Atlas, des obersten Halswirbels, der den Kopf trägt. Die Hauptursache liegt darin, dass in unserer Gesellschaft die Mütter ihre Kinder im Liegen statt in der Hocke gebären. Dadurch hat das Kind Mühe, durch den Geburtskanal zu gleiten, und wird oft von den Geburtshelfern am Kopf ein Stück weit hinausgezogen. Die Fehlstellung des Atlas kann aber auch durch einen Unfall, wie einen Sturz oder ein Schleudertrauma, entstehen. Auch Verschleiß und degenerative Erkrankungen, die Folgen der Verschlackung des Körpers sein können, wirken sich auf die Stellung des Atlas aus.

Durch die Fehlstellung verändert sich die korrekte Linie der Halswirbelsäule, was Verspannungen zur Ursache hat, die Bänder strapaziert und den natürlichen Energiefluss behindert. Dies wirkt sich wiederum auf die Augen aus.

Um den Atlas wieder in Position zu bringen, können wir zum Spezialisten gehen oder unsere Halswirbelsäule durch mentale Gymnastik korrigieren.

Wichtig: *Denke bitte daran, dass du alle Bewegungen ab Schritt 4 nur in deiner Vorstellung absolvierst. Nimm dir Zeit, um wahrzunehmen, wie dein Körper auf die Vorstellung reagiert. Du übst und atmest dabei sehr langsam, aber hundertprozentig fokussiert.*

1. Um in Trance zu kommen, richte den Blick um etwa 45 Grad nach oben, fixiere ihn, ohne zu blinzeln, zähle bis sieben, und schließe dann die Augen. In diesem Zustand arbeitest du direkt mit deinem Unterbewussten.

2. Jetzt richte deine inneren Augen auf deine Halswirbelsäule. Spüre sie und schau hinein, indem du deine Achtsamkeit auf diesen Bereich lenkst. Frage dich: Wie fühlt sich meine Halswirbelsäule an? Ist sie frei, fließend, hell? Möglicherweise ist sie hell, aber du nimmst dunkle Stellen und Flecken wahr. Vielleicht empfindest du diese Stelle auch einfach nur als schattig-grau, und sie fühlt sich blockiert an.

3. Drehe den Hals langsam nach links und dann nach rechts, und prüfe, wie weit deine Bewegungen reichen.

4. Ziehe in deiner Vorstellung den Hals ganz langsam nach oben in den Himmel, immer höher und höher. Stelle dir vor, wie deine Halswirbelsäule sich dehnt, und spüre hin.

5. Ziehe nun den Hals in deiner Vorstellung ganz langsam nach unten. Stelle dir vor, wie deine Halswirbelsäule sich nun zusammenpresst. Spüre, wie es sich anfühlt.

6. Nun ziehe den Hals mental ganz langsam wieder nach oben in den Himmel. Stelle dir vor, wie deine Halswirbelsäule sich dehnt. Fühle es.

7. Drehe den Kopf in deiner Vorstellung ganz langsam nach rechts und dann nach links, dann wieder nach rechts, und stelle dir nun vor, wie du den Kopf voll um die Achse drehst, drei Mal nach rechts und dann drei Mal nach links.

8. Bringe mental dein rechtes Ohr zu der rechten Schulter und dann das linke Ohr zur linken Schulter, ganz langsam drei Mal zu jeder Seite.

9. Führe das Kinn in deiner Vorstellung zur Brust, und lege dann sehr langsam den Kopf in den Nacken.

10. Zum Schluss ziehe den Hals langsam wieder nach oben in den Himmel. Stelle dir vor, wie deine Halswirbelsäule sich dehnt. Nimm dir Zeit, hinzuspüren, und kehre anschließend wie gewohnt in deinen Wachzustand zurück, indem du tief und bewusst atmest, deine Füße spürst und die Augen öffnest.

☺ ☺ ☺

Mit dieser Methode kann man die ganze Wirbelsäule sowie alle Gelenke behandeln und auch mental Fitness trainieren. Jedoch dürfen die inneren Bewegungen nicht zu schnell sein. Die Lebensenergie fließt nur dann stark, wenn die Bewegungen langsam und bewusst durchgeführt werden.

Die Lumi-Methode

Die Lumi-Methode ist ein wunderbares Werkzeug, um den eigenen emotionalen und psychischen Zustand zu erkennen und zu transformieren. Ich habe diese Methode 2009 kreiert. In die Therapieform ist alles eingeflossen, was ich bis dahin an schamanischen Techniken, Kinesiologie, Arbeit mit Farben, inneren Impulsen und Wahrnehmungen angewandt habe. Ich wollte eine schnelle und einfache Methode finden, die Hilfe zur Selbsthilfe bietet. Wir alle müssen lernen, die Verantwortung für unser Leben selbst zu übernehmen und Körper und Psyche in Harmonie zu bringen.

Heilung entsteht immer in uns. Wenn wir uns ein Leben erschaffen haben, das uns Leid und Krankheit beschert, dann können wir als schöpferische Wesen es auch verändern. Dafür gilt es, Blockaden aufzulösen, um in unsere Kraft zu kommen. Unser emotionaler Zustand spielt eine entscheidende Rolle für unsere Gesundheit und unser allgemeines Wohlbefinden. Solange wir unbearbeitete emotionale Verletzungen in uns tragen, wirken sie wie ein Krankheitsherd und verseuchen unser ganzes Körpersystem. Der emotionale Zustand erschafft Schwingungen – das, was wir ausstrahlen und somit von außen in unser Leben ziehen. Die innere Welt erschafft die äußere Welt, Mikro- und Makrokosmos.

Unser Bewusstseinszustand ist unsere schöpferische Kraft. Wenn man in einem Bewusstseinszustand der Opferhaltung verharrt und die Schuld dafür im Außen sucht, verharrt man in einer niedrigeren Schwingung, aus der heraus man nichts zum Positiven verändern kann. Ist man erst einmal bereit, dies zu erkennen und anzunehmen, findet eine Veränderung im Inneren statt, die sich wiederum auf das Außen auswirkt. Auch wenn es hart klingen mag: Man kann sich als Opfer seiner Krankheit betrachten, die Schuld auf andere schieben und in der Krankheit verharren, bis sie schließlich gewinnt. Oder man kann sich fragen, wodurch und wofür man sich diese Krankheit erschaffen hat, was der tiefste Sinn des Ganzen ist, und dann schöpferisch damit umgehen, indem man an den wahren Ursachen ansetzt und so die eigene Schwingung weiter erhöht.

Ich gehe immer davon aus, dass alles einen Sinn hat, und zwar einen positiven; was immer geschieht, ist dazu da, unser inneres Wachstum zu fördern. Voraussetzung ist, dass wir die Themen unseres Lebens annehmen und daraus lernen. Wenn wir etwas in uns und um uns herum ablehnen und bekämpfen, lehnen wir damit einen Teil unserer selbst ab und bekämpfen ihn. Die Lumi-Methode hilft, den Sinn dessen, was wir bis jetzt abgelehnt haben, zu erkennen, die abgespaltene und darin gebundene Energie zu befreien und auf diese Weise wieder heil zu werden. Sie ermöglicht uns, aus dem Opferbewusstsein in das Schöpferbewusstsein zu wechseln und unser Leben und unsere Gesundheit entscheidend zu verbessern.

Bei der Heilung geht es immer um Annehmen, um Integration und nicht darum, dass wir etwas abschneiden, ablehnen, unterdrücken und unsere Augen und Ohren davor verschließen. Unser Körper entwickelt nicht einfach irgendwelche Symptome, sondern er kommuniziert über die Symptome mit uns und will uns dadurch zu unserer Ganzheit führen. Heil sein bedeutet auch ganz sein.

Für viele Menschen ist dies eine neue Sichtweise, denn wir sind es gewohnt, die Dinge, die uns stören, als feindlich zu betrachten, und meistens sind wir nicht gewillt, diesen »Feinden« mit Liebe zu begegnen. Aber allein die Liebe vermag wirklich zu heilen. Ohne tiefe Annahme und bedingungslose Liebe werden wir immer in einem Opferbewusstsein und in Ohnmacht bleiben. Ein Opfer hält an Schuldzuweisungen, Verletztheit, Ablehnung, Verurteilung und Groll fest; all das basiert auf Angst und verstärkt sie zugleich. Ein Schöpfer wählt den Weg der Liebe, die Liebe ist annehmend und integrierend, die Liebe geht neue Wege und ist offen für Unbekanntes. Wenn man die Liebe wählt, fallen die Schuldzuweisungen und Ausreden weg. Man erkennt, dass alles, was man im Leben erlebt, eine Manifestation des eigenen Schöpferprozesses ist. Daher gibt es keine Schuld und keine Schuldigen, es gibt nur die Schaffenskraft, deren man sich mithilfe der Lumi-Methode bedient, um sein Leben aufs Neue zu gestalten.

Im Jahr 2010 erschien mein Buch *Die Lumi-Methode – Ein kreativer Weg zu innerer Ganzheit.* Seither habe ich mich weiterentwickelt und die Methode entsprechend verfeinert. Neu ist auch die Empfehlung, vor der inneren Arbeit mit der Lumi-Methode eine Reinigung der Zirbeldrüse durchzuführen. Lass uns gleich damit beginnen.

DIE ZIRBELDRÜSE

Wie bereits erläutert, ist die Zirbeldrüse eng mit unserem inneren und äußeren Sehvermögen verknüpft. Sie steht in Verbindung mit dem Stirnchakra und wird auch »Drittes Auge« genannt. Gerade bei Augenleiden ist die Zirbeldrüse oft stark verschlackt.

Wenn die Zirbeldrüse nicht frei ist, ist auch unser freier Wille blockiert. Dadurch werden wir offener für Manipulationen und können unsere Wahrheit nicht gänzlich erkennen und leben. Man kann fast pauschal sagen, dass alle, die auf eine Brille angewiesen sind und Augenleiden haben, eine blockierte Zirbeldrüse aufweisen. Die verschlackte Zirbeldrüse macht uns darüber hinaus vergesslich, wir können uns Dinge nicht so leicht merken und uns schlechter auf etwas konzentrieren. Verschiedene Formen der Demenz und viele chronische Autoimmunerkrankungen können mit einer Verschlackung der Zirbeldrüse einhergehen.

Auf der Ebene des physischen Körpers helfen neben einer Entgiftung (siehe Seite 29) Koriandergrün und -samen, Kurkuma sowie frische grüne Salate und Kräuter, um die Funktion der Zirbeldrüse anzuregen. Lebensmittel, die bei sehr hohen Temperaturen gebacken, gebraten oder gegrillt werden und eine braune Kruste aufweisen, sind unbedingt zu vermeiden. Wichtig ist auch, Haushaltschemikalien und insbesondere Fluoride zu reduzieren.

Zu viel Hektik und Stress schwächen ebenfalls unsere Zirbeldrüse. Daher rate ich dazu, sich öfter am Tag geistig und körperlich zu entspannen.

Die folgende Meditation hilft dir dabei, deine Zirbeldrüse auf feinstoffliche Weise zu reinigen. Mache sie regelmäßig, mindestens einmal pro Monat, und besonders dann, wenn du in Stress gerätst und dich nicht gut konzentrieren kannst.

MEDITATION:
REINIGUNG UND HEILUNG DER ZIRBELDRÜSE

Setze dich gerade hin, und stelle deine Füße auf den Boden. Atme in dich hinein, als ob du selbst dich in deinen Körper einatmest. Bringe dich durch das Atmen in deine Mitte, empfange dich selbst. Spüre deine Füße.

Nimm wahr, wie durch deine Aufmerksamkeit auf deinen Fußsohlen sich die Fußporen, Meridiane, Kanäle und Lichtbahnen öffnen. Und du spürst, wie durch diese Verbindung mit deinen Fußsohlen Erdung und Reinigung geschehen. Dein Körper kann loslassen, die Energie kann jetzt abfließen.

Nimm wahr, wie unter deinen Füßen, etwa einen halben Meter in die Erde hinein, ein heller Stern leuchtet. Das Licht wird durch deine Konzentration immer stärker und stärker. Das ist dein Erdchakra, die Verbindung zum Herzen der Mutter Erde. Gib alles, was du jetzt loslassen kannst, an die Erde ab. Die Erde transformiert dies in Liebe.

Spüre, wie über deinem Kopf eine goldene Sonne aufgeht. Etwa einen halben Meter über deinem Kopf leuchtet jetzt ein goldenes Licht. Spüre es, das bist du, das ist dein Himmelschakra. Dadurch verbindest du dich mit allem, was ist. Du verbindest dich mit dem Universum, mit deinem höheren Selbst und mit deinem göttlichen Teil in dir.

Nimm wahr, wie jetzt aus deinem Stern und aus deiner goldenen Sonne leuchtende Energie strömt. Wie ein goldener Regen fließt sie durch deinen ganzen physischen Körper, sie fließt durch deinen energetischen Körper … Und sie reinigt – reinigt das gesamte Zellgewebe deines Körpers, reinigt die Zellzwischenräume und die Zellen, reinigt deine Chakren, deine Meridiane, reinigt deine Emotionen, reinigt das Karma und die Programmierungen, die kollektiven Überzeugungen – alles, was du bis jetzt festgehalten hast, darf abfließen. Und du spürst, wie es fließt – durch deine Füße – immer mehr und mehr.

Bitte deinen Körper und deine Seele darum, dir zu helfen, diese Reinigung optimal zu steuern. Sage: »Mein lieber Körper, meine liebe Seele, bitte reinigt, reinigt mich jetzt, bis ich ganz rein und erneuert bin!«

Und du spürst jetzt, wie ein goldener Strahl in deinen Kopf strömt und sehr konzentriert in die Zirbeldrüse hineinfließt, welche sich in der Mitte deines Gehirns befindet. Nimm wahr, wie deine Zirbeldrüse sich von allen Schlacken reinigt, von allen energetischen Verbindungen und Programmierungen löst, bis sie frei ist – ganz frei und heil.

Es ist eine Energieübertragung aus der 24. Dimension, aus der Dimension bedingungsloser, reiner Liebe. Es ist die Energieübertragung für deine Heilung, für deine Wiederherstellung, Erneuerung der Zellen, des Körpers, des ganzen Systems. Es ist die Energieübertragung für die Reinigung deiner Zirbeldrüse. Die Energie aus der 24. Dimension der reinen Liebe fließt jetzt … Nimm diese Heilung in dich auf, öffne dich dafür! Sage innerlich »Ja!«, erlaube deinem Körper immer mehr und mehr, diese hohe Schwingung in dich aufzunehmen, durch dich fließen zu lassen. Erlaube dieser goldenen Dusche, dich zu reinigen, dich zu heilen und zu harmonisieren. Sage »Ja!« zu dieser Heilung, die du selbst jetzt durch dein Höheres Selbst, durch deine Seele einleitest.

Die Energieübertragung wird zwölf Stunden andauern. Zwölf Stunden lang ist deine Seele dabei, deine Zirbeldrüse und deinen Körper frei zu machen.

Gehe in die Dankbarkeit für dieses Geschenk, konzentriere dich auf dein Herzchakra. Atme dich in deine Mitte, in dein Herz, und spüre dort das Licht, das helle Licht deiner Seele. Das ist immer da, immer in dir! Du musst dich nur darauf konzentrieren und es annehmen. Deine Seelenfamilie ist bei dir. Du bist an das Universum, an das Ganze angebunden. Du bist ewiges göttliches Bewusstsein.

Spüre nun deine Füße wieder, beginne dich zu bewegen, strecke dich und gähne. Willkommen im Hier und Jetzt!

◉ ◉ ◉

Nun bist du bereit, eine Lumi-Sitzung durchzuführen. Im Folgenden gebe ich dir wichtige Tipps, die du bei jeder Sitzung beachten solltest, und erläutere dir anschließend den Ablauf einer Sitzung. Fallbeispiele (siehe ab Seite 142) zeigen dir, wie die Lumi-Methode auf andere wirken kann. Ab Seite 146 findest du Hinweise, wie du mit Blockaden umgehen kannst, die im Lauf einer Sitzung auftauchen.

TIPPS ZUR DURCHFÜHRUNG EINER LUMI-SITZUNG

Die Lumi-Methode kann man mit einem Partner oder allein durchführen. Zu zweit hat man den Vorteil, fokussierter zu bleiben, denn eine Person führt die andere durch den Prozess.

Die folgende Anleitung ist für Menschen gedacht, die lieber allein vorgehen möchten. Das hat den Vorteil, dass du unabhängig bist und ganz allein deine Themen behandeln und umwandeln kannst. Der Nachteil ist, dass du leichter gedanklich abschweifst oder sogar einschläfst. Mit der Zeit, wenn du etwas mehr Übung hast, wird es dir immer leichter fallen, dich auf das zu konzentrieren, was in dir vorgeht.

Um bei der Sitzung fokussierter zu bleiben, lies alle Schritte laut vor, und beantworte die von dir gestellten Fragen laut. Wenn du die Tendenz hast, schnell vom Thema abzuweichen, dann überlege, ob du nicht jemanden bitten möchtest, dir die einzelnen Schritte vorzulesen und dir zuzuhören.

Du kannst die Übung auch selbst mit anderen durchführen, sie müssen jedoch offen und bereit dafür sein und dir freiwillig zustimmen. Wenn du jemanden zu einer Sitzung drängst, auch wenn es aus der besten Absicht heraus geschieht, wird diese Person es nicht annehmen können. In dem Fall mache besser selbst eine Sitzung. Oft sind es Themen im Außen, die wir verändern wollen und die zugleich in uns selbst aktiv sind.

Lies zuerst die Übung einmal ganz durch, um dich damit vertraut zu machen. Bei der Lumi-Methode verbinden wir uns mit unserem Höheren Selbst, mit unserer Seele und unserem Unterbewusstsein. Es ist ein Gespräch mit unserer inneren Welt. Das Unterbewusstsein kommuniziert mit uns durch Bilder, Farben, Symbole und Gefühle. Wir brauchen etwas Übung, diese Sprache zu entschlüsseln. Die Farbübersicht ab Seite 150 hilft dir dabei, die Botschaften deines Unterbewusstseins zu deuten und sie in dein System zur Heilung zu integrieren. Das Ablaufdiagramm auf Seite 156 unterstützt dich darin, die einzelnen Schritte zu überprüfen und korrekt durchzuführen.

DIE LUMI-METHODE:
SCHRITT 1 BIS 15 MIT ERLÄUTERUNGEN

1. Schritt:

Verbinde dich mit der Erde und deinem Höheren Selbst.

Der Mensch ist ein göttliches Wesen, ein Teil der göttlichen Einheit und daher immer mit der Ganzheit verbunden. Der Mensch verfügt über einen freien Willen, mit dem er sich entscheidet, etwas zu erleben oder nicht. Er entscheidet sich für bestimmte Gefühle und hat bestimmte Absichten, mit denen er sich und sein Leben manifestiert. Durch unsere inneren Lebensmuster, Verhaltensweisen, Gedanken, Gefühle, Worte und Erwartungen erschaffen wir uns selbst, wenn auch zu einem großen Teil unbewusst. Wir erschaffen Verbundenheit und Liebe in unserem Herzen oder Abspaltungen und Verschlossenheit. Wie auch immer es geschieht, bewusst oder unbewusst, wir manifestieren unser Leben und unsere Realität, und diese Manifestation wirkt auf uns heilend oder zerstörerisch. Wenn wir uns für Liebe und Verbundenheit entscheiden, erschaffen wir die heile Welt in uns. Konzentrieren wir uns auf Dramen und Schuldzuweisungen, erschaffen wir ein Opferbewusstsein in uns. Das Universum und unser Höheres Selbst akzeptieren unsere Wahl. Schließlich sind wir Schöpfer.

Mit der Erde und dem Höheren Selbst verbunden zu sein beginnt immer mit unserer Absicht. Wir gebrauchen unsere Willenskraft und erschaffen durch die Fokussierung auf etwas Bestimmtes den gewünschten Zustand.

Setze dich aufrecht hin, und bringe deine Aufmerksamkeit durch deine Willenskraft und durch Fokussierung zu deinen Füßen. Spüre deine Socken.

Wenn du möchtest, kannst du dir auch bildlich vorstellen, wie aus deinen Füßen Wurzeln in die Erde wachsen und wie du dich fest in der Erde verankerst, um mehr Halt und Sicherheit zu erlangen. Du verbindest dich mit der Erde, indem du deine Absicht darauf richtest. Die Energie folgt immer deiner Aufmerksamkeit, das heißt: In dem Moment, in dem du beschließt, dich mit Mutter Erde zu verbinden, ist es schon geschehen. Nimm jetzt den Unterschied wahr.

Das Höhere Selbst ist ein Teil von dir, der mit deiner ewigen, unsterblichen Seele und allem was ist verbunden ist. Auch diese Verbindung geschieht durch deine Absicht.

Nachdem du dich verbunden hast, spüre in dich hinein, und ergründe deine innere Welt, deine Gefühle und Wahrnehmungen. Nimm einfach wahr, was da ist, ohne irgendetwas zu erwarten, ohne etwas zu bewerten oder verändern zu wollen. Du musst dir nichts vorstellen, und es müssen keine großen Veränderungen dadurch in dir geschehen. Lausche einfach nach innen. Alles in dir ist, wie es ist, und alles, was du spürst, ist aus dir selbst heraus erschaffen worden.

2. Schritt: Formuliere das Thema, das dich gerade bewegt: die Gesundheit deiner Augen.
Dein Thema ist nun die Gesundheit deiner Augen, aber es kann auch ein anderes Thema sein, das du ebenso anschauen möchtest – ob psychisch oder materiell, du kannst diese Übung für alles anwenden.

Führe nun ein Gespräch mit deinem Unterbewusstsein, genauer gesagt mit dem Teil von dir, der mit dem speziellen Thema in Verbindung steht. Stelle dir dabei nacheinander die folgenden Fragen (3. bis 7. Schritt).

3. Schritt: Wo in meinem Körper befindet sich die Stelle, die das Thema hervorbringt?
Spüre in dich hinein. Nimm wahr, in welchem Teil deines Körpers die Ursache für dein Thema liegt. Es könnte jucken, drücken, schmerzen oder stechen. Oder du weißt einfach, wo es ist, du siehst es mit deiner inneren Sicht. Aber bitte erwarte nicht, dass dein körperliches Symptom sich genau an der Stelle zeigt, wo auch die Ursache zu finden ist. Du kannst Augenprobleme haben, und

das eigentliche Problem sitzt im Bauch, und ein Problem mit dem Rücken hat womöglich seine Ursache in den Knien.

4. Schritt: Wie sieht mein Thema aus? Welche Farbe, welche Konsistenz, welche Form hat es?

Konzentriere dich auf die Frage, spüre hin und beschreibe, wie du es wahrnimmst.

5. Schritt: Womit habe ich mir das Thema erschaffen?

Frage dich: Mit welchen Gedanken, Gefühlen, Verhaltensmustern, Glaubenssystemen, unbewussten Reaktionen habe ich mir das Thema/Symptom erschaffen?

Meist wissen wir ganz spontan die Antwort auf diese Frage oder ahnen und fühlen sie. Es kann aber auch sein, dass diese Frage dich eher blockiert. Dein Gehirn beginnt womöglich auf Hochtouren zu arbeiten, oder du verlierst den Fokus. Um dich zu unterstützen, kannst du dir eine Kinoleinwand und darauf Zahlen vorstellen, die von 10 bis 1 rückwärtslaufen. Diese Anwendung bringt dich in einen entspannten Zustand, der dir einen besseren Zugang zum Unterbewusstsein ermöglicht. Dadurch können die Bilder und Antworten ganz von selbst auftauchen. Erinnerungen, Gedanken, Gefühle, Verhaltensmuster, Worte, Sätze oder auch ganze Szenen aus deinem Leben kommen hoch. Manchmal spürst du ein Durcheinander an Emotionen. Lass jedoch alles zu – auch wenn heftige Gefühle wie Wut, Verzweiflung, Angst oder Trauer auftauchen. Du musst nicht sehr lange in dem jeweiligen Gefühl verweilen und sollst es auch nicht tun. Es reicht, wenn du es wahrnimmst und dann mit dem nächsten Schritt weitermachst. In manchen Fällen hast du einfach nur eine Ahnung, worum es geht, oder weißt die Antwort instinktiv. Vertraue deiner Wahrnehmung und deinem inneren Wissen!

Falls du keine klare Antwort bekommst, gehst du einfach zur nächsten Frage über. Akzeptiere alles, was kommt. Womöglich erfährst du die Antwort erst dann, wenn du mit der Lumi-Sitzung fertig bist. Erkenne, dass die Antwort in deinem Zellgedächtnis sitzt, also an dem Heilungsprozess mit beteiligt ist.

6. Schritt: Welche positive Absicht hat das Thema oder das problematische Verhalten?

Anders ausgedrückt, was ist das Geschenk dieses Themas und dieses Symptoms?

Ein Beispiel zum Thema Sehstärke: Auf die Frage, wo in deinem Körper die Stelle ist, die dieses Problem erschaffen hat, entdeckst du möglicherweise, dass sich der Solarplexus verkrampft hat. Auf die Frage, wie du dir das erschaffen hast, kommt dir der Gedanke: »Ich möchte all das nicht sehen, was in meiner Familie gerade geschieht.« Frage dich nun: »Welche positive Absicht hat dieses Nicht-sehen-Wollen?« Dann lass die Antwort in dir aufsteigen, etwa: »Mich vor Verletzungen und vor Stress zu schützen.« Oder, positiv formuliert: »In Liebe und Harmonie mein Leben leben.«

Vielleicht hast du auch herausgefunden, dass du deine Sehschwäche dadurch erschaffen hast, indem du dich überforderst. Die positive Absicht, die dahintersteht, könnte lauten: »Entspanne dich, lehne dich zurück, und genieße deine Zeit hier in deinem Körper auf dieser Erde!« Hierbei ist es entscheidend, dass du die positive Absicht auch *positiv formulierst*. Also nicht: »Nicht mehr so viel stressen!«, sondern: »Alles entspannt und locker nehmen!«

Wenn du keine Antwort empfängst, frage dich bitte: »Wenn die positive Absicht eine Farbe hätte, welche Farbe wäre das?« Dann lies die Farbenbotschaft in der Farbübersicht (siehe ab Seite 150) und integriere sie, indem du sie in dich einatmest und mit der Botschaft verschmilzt.

Falls du aber gar keine Antwort bekommst, mach einfach mit dem nächsten Schritt weiter.

7. Schritt: Wie sieht die positive Absicht aus?
Welche Farbe hat diese positive Absicht?
Sieht die positive Absicht eventuell wie ein Symbol aus?

Die Antwort auf diese Frage nimmt man in sich wahr, sie taucht als Gedanke, als Farbvorstellung oder als inneres Wissen auf. Welche Farbschwingung könnte es sein?

Oft strömt die Farbe spontan und sicher, und wie von selbst erfüllt sie den Raum in dir, fließt in jeden Winkel deines Seins. Manchmal kommen mehrere Farben auf einmal, dann probiere es aus, bei welcher du mehr entspannst. Das Gleiche gilt auch für Farbkombinationen. Spüre nach, ob sie stimmig sind.

Anschließend schau in der Lumi-Farbtabelle nach, welche Botschaften die Farbe beinhalten. Ich mag sie mir immer laut vorlesen. Ich finde, es verstärkt die Botschaft, wenn ich die Schwingung der Worte in mir erklingen lasse. Ein Satz oder Stichwort in der Beschreibung trifft fast immer genau das jeweilige Thema, und man nimmt in diesem Moment wahr, wie sich etwas dadurch verändert. Es wird klarer und fließender. Manchmal taucht eine Farbe auf, die nicht in der Liste steht. Womöglich findest du die Farbe auch nicht schön. Das ist in Ordnung, du nimmst sie einfach an.

In vielen Fällen verbindet das Unterbewusstsein die Farbe mit einem Symbol, um die Bedeutung zu unterstreichen. Orange ist zum Beispiel die pulsierende Energie und Lebensfreude, die du womöglich mit der aufgehenden Sonne oder einer leuchtenden Pyramide verbindest. Die Bilder sind bei jedem individuell und einzigartig. Es ist jedoch möglich, dass du kein Bild oder Symbol wahrnimmst. Das ist auch in Ordnung, dann ist die Farbe allein aussagekräftig genug. So wie es kommt, ist es für dich und deine Heilung optimal.

8. Schritt: Atme die Farbe und das Symbol
(oder auch nur die Farbe), die du wahrgenommen hast,
in dich hinein und verschmilz damit!

Integriere die Farbe ganz tief. Verschmilz damit, bade darin. Nimm sie in jede Zelle, in die Zellzwischenräume und in all deine feinstofflichen Körper auf. Du kannst in deiner Vorstellung selbst zu dieser Farbe werden. Verschmilz auch mit dem Symbol, selbst wenn die Farbe und das Symbol dir im ersten Moment disharmonisch erscheinen. Vertraue deinem Unterbewusstsein. Nimm sie an und atme sie einfach ein. Es ist wichtig, alles anzunehmen, was dein Unterbewusstsein dir zeigt. Oft sind es die unangenehmen Dinge, die ein großes Kraftpotenzial in sich tragen, weil wir dadurch wachsen und uns entwickeln. Häufig sind dies die abgespaltenen Anteile von uns selbst. Denke daran: Alles, was wir nicht haben wollen, muss sich verteidigen, alles, was wir annehmen, kann sich verwandeln und heilen.

9. Schritt: Sind weitere Farben und Symbole notwendig?

Vielleicht hast du das Bedürfnis, noch andere Farben und Symbole zu integrieren. Frage so lange weiter, und nimm all die auftauchenden Farben und Symbole auf, bis du ein rundes und zufriedenes Gefühl hast. Höre auf deine Intuition.

10. Schritt: Gehe zurück zu der Stelle in deinem Körper, wo du das ursprüngliche Thema/Symptom gesehen oder gespürt hast. Hat sich hier etwas verändert? Sieht es hier jetzt anders aus? Fühlt es sich anders an? Wie hat es sich verändert?

Wenn sich die Stelle noch nicht ganz heil anfühlt, gehe zurück zu Schritt 5 und frage dich: »Womit habe ich mir diesen Rest des Themas/Symptoms erschaffen?«

Und du beginnst wieder von vorne mit den Fragen, indem du alle Antworten zulässt und sie annimmst. Anschließend gehe weiter zu Schritt 6, 7 und 8, bis die Stelle sich ganz harmonisch und angenehm anfühlt.

11. Schritt: Formuliere nun aus den Erkenntnissen der Sitzung, aus der Botschaft der positiven Absicht, eine Affirmation bzw. einen Zielsatz.

Denke daran, deine Affirmation positiv und in der Gegenwart zu formulieren, zum Beispiel: »Ich sehe die Welt mit liebenden Augen«,

»Ich vertraue auf meine innere Stimme!«, oder: »Ich liebe und achte mich so, wie ich bin«, oder: »Ich ruhe in mir selbst«, »Ich habe vollkommen gesunde Augen«, »Meine Welt ist in Ordnung«, »Ich bin die göttliche Schöpferkraft, und ich erschaffe mir jetzt meine gesunden Augen!«.

12. Schritt: Erschaffe ein Abschlussbild.

Spüre den Zustand, den du dir mit den vorigen Schritten erschaffen hast. Nun stelle dir vor, du kannst ihn als Bild festhalten. Du machst ein inneres Foto daraus oder malst ein Bild. Was ist auf diesem Bild zu sehen?

13. Schritt: Betrachte dein heilendes Bild, integriere es, spüre, wie es mit dir verschmilzt, und sprich laut und deutlich deine Affirmation, deinen Zielsatz. Spüre, wie deine Affirmation sich in jede Zelle deines Körpers einschwingt.

Deine Wörter erschaffen Schwingungen. Durch die Wörter manifestieren wir unseren innerlichen Zustand. Denn unsere Körperzellen hören uns immer zu und erschaffen das, worum wir sie bitten.

14. Schritt: Frage dich: Sind alle Teile meines Unterbewusstseins mit diesem Ergebnis, meinem neuen Verhaltensmuster, einverstanden und bereit, hundertprozentig die Verantwortung dafür zu übernehmen? Oder gibt es etwas in mir, das damit nicht einverstanden ist?

Lausche nach innen und spüre, wie es dir dabei geht. Wie reagiert dein Körper, wie fühlst du dich? Nimm wahr, ob irgendein Teil von dir mit diesem neuen Zielsatz nicht ganz einverstanden ist. Womöglich steigen Zweifel oder gar Ängste in dir auf. Nimm es an, akzeptiere es. Dann gehst du zurück zu Schritt 3 und fragst dich: Wo in meinem Körper befindet sich die Stelle, die das Thema hervorbringt?

Wenn zum Beispiel eine Stimme in dir sagt: »Das kann nicht sein! Ich glaube es nicht«, dann frage sie nach ihrer positiven Absicht. Es könnte sein, dass ein Teil von dir dich vor einer Niederlage schützen möchte und fürchtet, verletzt zu werden. Frage dann: Welche Farbe hat diese positive Absicht? Suche die betreffende Farbe in der Übersicht, integriere sie und eventuell auch das Symbol, indem du sie einatmest und damit verschmilzt. Dann spüre wieder in dich hinein und stelle fest, was sich dadurch in dir verändert hat.

Anschließend frage erneut, ob jetzt alle Teile deines Unterbewusstseins mit dem Ergebnis einverstanden sind und hundertprozentig die Verantwortung dafür übernehmen wollen. Mach dies so lange, bis sämtliche inneren Proteste und Blockaden integriert sind. Erkenne, dass alles in dir ist und zu dir gehört. Oft sind es unsere abgespaltenen, vergessenen inneren Kinder, die sich auf diese Weise melden. Und Kinder brauchen bedingungslose Liebe und Annahme.

15. Schritt: Am Ende der Sitzung malst du gedanklich zur Verankerung drei Mal in jeweils beide Richtungen eine liegende Acht, zuerst mit geschlossenen und dann mit offenen Augen, und sprichst dabei laut deine Affirmation.

Betrachte dich anschließend im Spiegel! Du wirst eine Veränderung in deinem Gesicht und in deiner Körperhaltung wahrnehmen. Wenn du mit jemand anderem die Lumi-Sitzung durchführst, merkst du die Veränderung ganz deutlich, sobald das Thema sich gelöst hat. Es ist einfach schön anzusehen.

Achtung!

Bei einer Makuladegeneration und ein halbes Jahr nach Augenoperationen verzichte auf die liegende Acht, und sprich nur die Affirmation.

16. Schritt. Jetzt schreibe deine Affirmation auf oder male sie.

Notiere deine Affirmation, um sie weiter zu bekräftigen. Du kannst auch dein Abschlussbild malen und an einer Stelle aufhängen, wo du es oft siehst. Hole dir das Bild und die Affirmation so oft vor Augen und ins Bewusstsein, wie du kannst. Meditiere darüber, bade innerlich darin, integriere die heilende Botschaft in dein Leben – bis bei der nächsten Sitzung ein neues Bild auftaucht, mit dem du dann weiterarbeitest.

Wichtig: Bei der Lumi-Methode wird nichts weggemacht und auch niemand weggeschickt, vielmehr soll alles, was auftaucht, integriert werden. Es verändert sich nur etwas, das heißt, die Energie bleibt erhalten, wird jedoch positiv umgewandelt. Alles was in uns ist: Licht oder Schatten, Freude oder Traurigkeit, Monster oder Engel, ist aus uns selbst entstanden, und es hat immer eine positive Absicht. Diese positive Absicht ist unsere Kraftquelle. Wenn wir das Negative ablehnen, lehnen wir uns selbst und unsere Schöpferkraft ab und könnten dieses Potenzial niemals ausnutzen. Wir entwickeln uns nicht, sondern stagnieren. Der Weg der Liebe ist die Annahme, sie bringt uns zum Wachstum und schenkt uns Regeneration.

Die Sitzung erschafft ein heilendes Bild und einen harmonischen Zustand in dir, eine neue Schwingung. Nach dieser Schwingung ordnet sich die Wirklichkeit neu. Dadurch wechselst du deinen Bewusstseinszustand vom Opfer zum Schöpfer. In der Folge wirst du erleben, dass sich dein Leben und sogar deine Umgebung ganz von selbst verwandeln. Auch die anderen Menschen in deinem Leben werden sich plötzlich anders verhalten, anders auf dich zukommen. Das innere Bild erzeugt höhere Schwingungen, die deine äußere Realität positiv verändern.

Wenn du zum Beispiel am Schluss einer Sitzung das Bild von einem weiten Ozean bekommst und dabei ein Gefühl von grenzenloser Freiheit empfindest, dann hol dir dieses Bild und das dazugehörige Gefühl immer wieder ins Gedächtnis zurück, atme es ein, verschmilz damit, genieße es mit all deinen Sinnen. Denke immer daran: Es ist dein Leben und deine Verantwortung, was du erleben möchtest! Wenn das Bild nachlässt oder neue Themen und Symptome in dir auftauchen, mache eine weitere Sitzung und integriere ein neues Abschlussbild in dein Leben. Manchmal wird uns ein Thema von verschiedenen Seiten gezeigt, sodass wir es auf einer tieferen Ebene begreifen und uns dadurch transformieren. Es bedeutet immer Wachstum und Entwicklung.

Ich empfehle, nach einer Sitzung mindestens drei Tage oder, besser noch, eine Woche lang täglich mindestens 2 bis 3 Liter Wasser ohne Kohlensäure oder sonstige Zusätze zu trinken. Die Methode löst viele emotionale und körperliche Schlacken, die ausgeleitet werden müssen. Du kannst deine Heilung auch mit Lichtmedizin (siehe Seite 157) bekräftigen, indem du diese auf deinen Zielsatz programmierst.

FALLBEISPIELE

Sehschwäche

Eine meiner Freundinnen, Anja, wollte etwas gegen ihre Sehschwäche tun, und so führte ich bei ihr eine Lumi-Sitzung durch. Auf die Frage, wo in ihrem Körper sich dieses Thema befinde, sagte sie: »In der Brust. Es fühlt sich an wie Steine in meiner Brust, grau und schwer.«

»Womit hast du dir diese Steine erschaffen?«, wollte ich wissen. – »Ich bin vor mir weggelaufen, habe mich mit sinnlosen Dingen beschäftigt und mir was vorgemacht. Ich habe meine Augen vor der Wahrheit verschlossen«, lautete ihre Antwort.

»Was ist die positive Absicht dahinter?«, fragte ich weiter. Anja sah ein Bild: Sie hing an einem Seil über einem dunklen Loch. Dabei musste sie sich festhalten, um nicht nach unten gezogen zu werden. Sie fürchtete sich richtig davor, loszulassen. Die positive Absicht? Sie sollte erkennen, wie sinnlos das Weglaufen vor sich selbst und der Wahrheit war.

Anja sah die Farbe Braun vor sich. Braun ist die Farbe der Erde, unserer Heimat, unserer Herkunft, unserer Wurzeln. Braun schenkt uns Sicherheit, Wärme, Geborgenheit, Ruhe und Gelassenheit. Es unterstützt uns dabei, auch einmal innezuhalten, zurückzuschauen und dann bedächtig weiterzugehen.

Sie atmete die Farbe und die Botschaft in sich ein und fühlte sich sicherer. Die »Steine in ihrer Brust« waren kleiner geworden, aber noch vorhanden.

»Wodurch hast du dir diesen Rest an Steinen erschaffen?«, fragte ich.

Die Antwort ließ nicht lange auf sich warten: »Durch zu viel Denken, zu viel Rastlosigkeit und zu wenig Stille.«

Die positive Absicht lautete: zu lernen, sich auf einen Punkt zu konzentrieren, die eigene Wahrheit zu erkennen. Anja sah nun die Farbe Magenta, eine Mischung von Lila und Rot, und gleichzeitig ein Symbol für die Verbindung zwischen Himmel und Erde, dem Göttlichen und dem Irdischen. Magenta steht für göttliche Inspiration, die Manifestation des göttlichen Plans auf der Erde, die durch einen selbst geschieht. Anja sah vor ihren Augen außerdem einen Apfelbaum, der um den göttlichen Plan wusste.

Sie atmete dieses Bild tief ein, und ihr Gesicht entspannte sich zusehends. Die Gegend um ihre Brust sah jetzt ganz rot aus.

Sie formulierte den Zielsatz: »Ich ruhe in mir. Und ich sehe mich und meine Welt mit liebenden Augen an.«

Ich fragte, ob alle Teile ihrer selbst damit einverstanden seien, und es kam sofort Widerspruch von einer Stimme, die von außerhalb ihrer selbst sprach: »Nein«, sagte diese Stimme energisch. »Nein! Du hast schon so oft etwas gewollt und visualisiert, und es ist nie geschehen!«

Die positive Absicht dieser Stimme war, dass Anja ihre abgespaltene, abgelehnte und verstreute Kraft einsammeln und zentrieren sollte. Dazu sah sie die Farbe Rot und ein Herz als Symbol. Sie atmete ein rotes Herz ein und fühlte sich mit jedem Atemzug mehr bei sich. »So ist es gut«, sagte die Stimme, und Anja fühlte sich mit einem Mal ganz und in sich verankert.

Sie konzentrierte sich auf ihre Brust und spürte dort Liebe und Licht. Diese schickte sie nun auch als Botschaft in ihre Augen und fühlte, wie ihr ganzes Gesicht und die Augen sich entspannten.

Sie wiederholte den Zielsatz und fühlte sich wohl, sie empfing ein Bild von einer wunderschönen Waldlichtung, und an einem

Baum sah sie ihre Brille baumeln, die nun als Spielzeug für die Waldgeister diente.

Sie speicherte das Ergebnis mit der liegenden Acht und der Wiederholung des Zielsatzes: »Ich ruhe in mir. Und ich sehe mich und meine Welt mit liebenden Augen an.«

Grüner Star

Eine Bekannte meiner Mutter, die unter grünem Star (Glaukom) leidet, bekam von ihr eine Lumi-Sitzung. Meine Mutter ist mit meiner Methode sehr vertraut, wir haben beide zusammen damit gearbeitet. Auf die Frage, wo in ihrem Körper sich das Thema Glaukom befinde, sagte sie: »Im Hals. Es fühlt sich an, als ob mein Hals ganz fest zugeschnürt wird.«

»Womit hast du dir diesen festgeschnürten Hals erschaffen?«, fragte meine Mutter. Ihre Bekannte antwortete: »Ich halte alles in mir fest, es erdrückt mich von innen. Ich traue mich nicht, die Wahrheit und meine Bedürfnisse auszusprechen, und schlucke sie hinunter.«

»Was ist die positive Absicht von diesem Verhalten?«

Die Frau fing an zu streiten, fragte, was daran positiv sein sollte. Dann sagte sie: »Ich will nicht streiten, mir geht es nicht gut dabei, wenn die Menschen mich ablehnen, wenn ich die Wahrheit sage.«

»Und wie kann man es positiv ausdrücken?«, fragte meine Mutter nach.

»Ich möchte immer Frieden bewahren und will, dass man mich mag.«

»Welche Farbe hat ›Frieden bewahren und von anderen gemocht zu werden‹?«

Es war die Farbe Türkis, die für emotionale Intelligenz, Freiheit und die Fähigkeit steht, auf die eigene Intuition zu vertrauen. Türkis unterstützt die sprachliche Ausdrucksfähigkeit und hilft, ehrlich und aus dem inneren Wissen heraus zu kommunizieren, die inneren Wahrheiten auszusprechen und sie in das Leben zu integrieren.

Die Frau atmete die Farbe und die Botschaft tief ein und fühlte sich wohler.

»Es ist leichter geworden, ich kann jetzt besser atmen, aber noch nicht zu 100 Prozent frei.«

»Wodurch hast du dir diesen Rest erschaffen, der dich an der hundertprozentigen Freiheit hindert?«

»Durch Zweifel an mir selbst.«

Die positive Absicht davon lautete: zu lernen, sich selbst so anzunehmen, wie man ist. Dafür stand die Farbe Rubinrot, sie enthält in sich die leuchtende, durchlässige Qualität der Sterne, die dich tief im Inneren berührt und dir das Gefühl schenkt, empfangen und genährt zu sein. Rubinrot ist der Weg der Weiblichkeit: tiefe intuitive Verbindung und Hingabe. Es steht dafür, seinen Platz annehmen zu dürfen, sein zu dürfen, Raum sein zu dürfen.

Die Frau sah sich selbst, nun hatte sie sich verwandelt. Sie trug ein schönes langes Kleid und hatte langes Haar, und sie meinte, dass sie ruhig und weise wirke. Das harmonische Bild berührte sie sehr.

Sie atmete dieses Bild tief ein. In ihrem Hals fühlte sie eine angenehme Wärme, und sie fühlte sich frei und in sich ruhend.

Sie formulierte den Zielsatz: »Ich sehe mich in meiner vollen Ganzheit und nehme mich liebend an.«

Auf die Frage, ob alle Teile ihrer selbst damit einverstanden seien, kam ein Widerspruch. Sie hatte Angst davor, abgelehnt zu werden.

Die positive Absicht dieser Angst war, dass sie ihr abgespaltenes, abgelehntes inneres Kind annehmen sollte. Dazu sah sie die Farbe Smaragdgrün und eine leuchtende Kugel als Symbol. Smaragdgrün ist die Farbe des Herzchakras und der allgegenwärtigen, bedingungslosen Liebe, Selbstliebe und Vergebung. Grün steht für Dankbarkeit, Freude und Vertrauen.

Sie sah sich selbst als kleines Mädchen, und dieses Mädchen schloss sie nun ganz fest in die Arme und schenkte ihr die leuchtende Smaragdkugel. Es fühlte sich gut an. Die Frau schickte dieses Gefühl zu ihren Augen und fühlte Wärme und Liebe, die sich in ihr ausbreiteten.

Sie wiederholte ihren Zielsatz. Dabei sah sie immer noch sich selbst, wie sie ihr inneres Kind auf den Armen hielt. Sie und ihr Kind sahen glücklich, gesund und schön aus.

Sie speicherte das Ergebnis mit der liegenden Acht und der Wiederholung des Zielsatzes: »Ich sehe mich in meiner vollen Ganzheit und nehme mich liebend an.«

BLOCKADEN TRANSFORMIEREN

Die Lumi-Methode ist einfach durchzuführen, doch es könnte sein, dass du auf innere Widerstände triffst und das Gefühl hast, nicht weiterzukommen. Die folgenden wichtigen Fragen und Antworten sollen dich dabei unterstützen, die Hindernisse zu überwinden und die Methode erfolgreich anzuwenden.

Mein Unterbewusstsein will nicht mit mir sprechen

Wenn du das Gefühl hast, dass dein Unterbewusstsein nicht mit dir kommunizieren möchte, dann behandle mit der Lumi-Methode zuerst den Widerstand. An dieser Stelle kannst du dich fragen: »Welche Farbe braucht mein Unterbewusstsein, um mit mir in Kontakt zu treten?« Wenn du eine Farbe empfängst, dann lies in der Farbübersicht ab Seite 150 die speziellen Eigenschaften nach. Frage dich, welches Symbol oder Bild dem entsprechen könnte, und integriere dann diese Farbe und dieses Symbol in dir. Du schenkst deinem inneren Widerstand diese Farbschwingung, und meistens löst er sich daraufhin auf.

Zum Beispiel könnte Lila als Farbe auftauchen. Dies ist die hohe spirituelle Schwingung, universelle Liebe, Transformation und Heilung. Lila verbindet dich mit dem Höheren Selbst, mit dem Göttlichen, von dem alle Heilung kommt. Die violette Flamme kann universell zum Heilen und Klären eingesetzt werden.

Es ist wichtig zu wissen, dass eine Kommunikation mit deinem Unterbewusstsein erst dann möglich ist, wenn du verbunden bist und die Energie durch dich strömt. Die Schwingung von Lila wirkt vorbereitend und öffnet dich für die Heilung.

Wenn du dich auf Farben konzentrierst, können Lichtfarben oder auch Schattenfarben auftauchen: Schwarz oder Grau. Wichtig ist, dass du dich auch dafür öffnest, denn bei der Lumi-Methode geht es darum, die Schattenseiten anzunehmen und zu integrieren. Lehne nichts ab, was dir dein Unterbewusstsein aufzeigt.

Ich weiß keine Antwort
Auf manche Fragen kann als Antwort »Weiß ich nicht« kommen, und wir wissen dann nicht, wie wir weitermachen sollen. Womöglich kommt dir keine Farbe und auch keine positive Absicht in den Sinn. Dann bist du zu sehr im Kopf und in der Erwartung. Hierbei hilft es, sich auf die Fußsohlen zu konzentrieren und damit zu erden. Dann wende dich bewusst an dein Höheres Selbst und frage: »Mein liebes Höheres Selbst, bitte zeige mir die Farbe, die ich brauche. Oder bitte zeige mir, welche positive Absicht dahinterliegt.«

Es erscheint eine Farbe, die nicht in der Tabelle vorhanden ist
Alles, was dir dein Unterbewusstsein zeigt, ist wichtig, und daher nimm es einfach in dich auf, so wie es kommt. Lehne keine Farbe ab, auch wenn sie dir nicht gefällt. Die Wirkung spürst du intuitiv und ohne Worte. Wenn du aber möchtest, kannst du eine ähnliche Farbe in der Lumi-Farbübersicht suchen und diese Schwingung in dir integrieren.

Was passiert, wenn ich während der Sitzung einschlafe?
Eine Lumi-Sitzung ist ein sehr gutes Einschlafmittel. Wenn du jedoch immer dabei einschläfst, dann führe die Lumi-Sitzung nicht im Liegen durch. Du kannst stehen und herumgehen. Ich selbst mache gern Sitzungen beim Spazierengehen. Ich habe mir angewöhnt, alles mit offenen Augen durchzuführen, das hilft mir, mich besser zu konzentrieren und fokussiert zu bleiben. Du kannst dich

auch von jemandem durch die Sitzung begleiten lassen, das ist eine schöne Erfahrung.

Was geschieht, wenn ich während der Sitzung gestört werde?
Bevor du die Sitzung beginnst, sage dir: »Wenn mich jemand ablenkt oder wenn ich die Sitzung schnell abbrechen muss, bin ich wach und im Hier und Jetzt in mir!«

Eine Störung kann es immer geben. Fange einfach dort wieder an, wo du stehen geblieben bist, und wenn du den Faden nicht mehr findest, dann beginne noch einmal von vorn. Es ist an dieser Stelle sehr aufschlussreich, nach der positiven Absicht der Störung zu fragen. Oft sind es versteckte Sabotageprogramme, die auf diese Weise gleich mit behandelt werden. Denke immer daran: Wenn wir mit unserem Unterbewusstsein in Kontakt treten, kommuniziert es mit uns auf verschiedene Arten und Weisen und liefert uns Lösungen, wenn wir dazu bereit sind, alles anzunehmen, was wir erfahren und empfinden.

Was soll ich tun, wenn ich mich fürchte weiterzumachen?
Wenn man während einer Sitzung Angst verspürt, ist es besonders wichtig, sich zu fragen, welche positive Absicht die Angst beinhaltet.

Sich an dieser Stelle der Angst zuzuwenden bedeutet, sich selbst anzunehmen. Denn die Ängste sind unsere abgespaltenen Seelenanteile, die ohne Liebe sind. Es sind unsere inneren Kinder, die keine Liebe erfahren, sondern nur Abspaltung. Je mehr wir uns von der Angst abwenden, desto größer wird sie.

Frage dich jetzt: »Wo in meinem Körper befindet sich die Angst? Wie fühlt es sich an? Welche Gestalt nimmt die Angst in mir an? Hat die Angst eine Farbe, eine Konsistenz oder Form?«

Bei Ängsten gibt es nur einen Weg, um sie zu transformieren – sich zu ihnen umzudrehen und sie anzuschauen. Sage deiner Angst: »Ich sehe dich, ich fühle dich! Ich weiß, dass wenn du in mir bist, du ein Teil von mir bist. Dafür nehme ich dich einfach an!«

Wir sind es gewohnt, Gefühle wie Angst zu verdrängen. Aber alle Abspaltungen verursachen Schmerz, ob seelisch oder körperlich. Die Angst kann sich erst dann auflösen, wenn du sie annimmst und mit ihr kommunizierst. Der schnellste Weg, deine Ängste zu transformieren, ist, sie zu umarmen und in Liebe anzunehmen.

Ungeheuer

Alles, was aus unserem Unbewussten aufsteigt, kommt von uns und ist damit ein Teil unserer selbst. Wenn Monster als Symbol erscheinen, nimm sie einfach in die Arme! Auch dann, wenn sie hässlich sind und stinken. Es sind abgespaltene Seelenanteile von dir, die deine Liebe und deine Annahme brauchen. Schau sie in Liebe an. Wenn du befürchtest, dass ein solches Ungeheuer kein Teil von dir ist, gib ihm trotzdem deine Liebe. Wann immer eine fremde Energie an dich gebunden ist, kann sie nur durch deine bedingungslose Liebe frei werden und dein Energiefeld verlassen. In Liebe umarmen ist immer der richtige Weg.

Was, wenn ich nichts sehe oder fühle?

Frage dich, wie das Nichts aussieht und wie es sich anfühlt. Definiere es ganz genau. Welche Konsistenz, Farbe, Temperatur, Form hat es? Frage es nach seiner positiven Absicht. Vertraue, dass alles so, wie es ist, genau richtig ist. Sei bereit, dich in jedem Moment so anzunehmen, wie du bist.

Ich habe Zweifel, ob meine Antworten und meine inneren Wahrnehmungen richtig sind.

Es gibt bei der Lumi-Sitzung kein Richtig und kein Falsch. Alles, was du in dir wahrnimmst, bist auch du. Das ist deine Art zu empfinden. Du bist einzigartig. Bewerte und vergleiche dich niemals! Denke immer daran, dass du ein göttliches, schöpferisches Wesen bist. Du bist vollkommen. Nimm alles so an, wie es ist, und sei einfach für alles offen.

DIE LUMI-FARBEN

Deine äußere Welt ist immer ein Spiegel deiner inneren Welt, deiner Schwingungen, die du aussendest! Heilst du deine tief in deinem Inneren verborgenen Wunden, dann sieht die äußere Welt auch anders aus, weil du höhere Schwingungen aussendest. Das bedeutet, du heilst die Welt, indem du dich selbst gut fühlst. Dann strahlst du positive Energie aus, die von außen auch wieder zu dir zurückkommt. Dein wahres Geschenk an das Leben sind deine eigene Ganzheit, deine Zufriedenheit, deine Selbstannahme! Aus diesen Gefühlen kann sich dein Körper heilen und erneuern, weil die höhere Schwingung in unserem Körper die göttliche Ordnung wiederherstellt.

Die Farben unterstützen dich dabei, durch den Prozess der Erkenntnis und Transformation hindurchzugehen. Hinter den Farben stehende Themen helfen uns, die Heilung auf der unterbewussten Ebene zu verankern. Wenn du die Texte zu den entsprechenden Farben liest, erweitern sie deine Wahrnehmung und helfen dir, die Heilung zu empfangen. Diese Farben werden ebenfalls für schamanische Kinesiologie genutzt, die ich seit mehreren Jahren unterrichte.

Zur Erinnerung: Wenn eine Farbschwingung nicht in der Übersicht enthalten ist, dann integriere sie trotzdem; auch ohne die Erläuterungen im Text wird sie in dir wirken.

Schwarz
unterstützt mich, die Schatten und dunklen Stellen in meinem Innern, die durch Ablehnung eines Teils von mir entstanden sind, wahrzunehmen, die Kraft, die in ihnen gebunden ist, an mich zu nehmen und sie für mein Leben zur Verfügung zu stellen. Aus der Tiefe der Dunkelheit kann etwas Neues geboren werden.

Grau
ist eine Mischung aus Licht und Dunkelheit. Es symbolisiert Neutralität, in der ich aus dem Abstand heraus etwas sachlich und

nüchtern betrachten kann. Grau schärft meine Kritikfähigkeit und Urteilskraft.

Braun

ist die Farbe der Mutter Erde, das heißt meiner Heimat, meiner Herkunft, meiner Wurzeln. Dazu gehören auch die Erfahrungen, die ich bis jetzt gemacht habe. Braun gibt mir Sicherheit, Wärme, Geborgenheit, Ruhe und Gelassenheit. Ich stehe fest auf dem Boden und spüre den Halt, die Erdung. So kann ich auf mein Leben zurückschauen, um dann bedächtig weiterzugehen.

Dunkelrot

besteht aus der Farbe Rot und einem Anteil Schwarz. Ich habe einen Teil meiner Lebendigkeit und meines Seins in den Schatten verdrängt, weil ich ihn nicht als Ausdrucksform annehme. Es geht darum, mich selbst mit all meinen Gefühlen wirklich zu spüren, zu akzeptieren und so die volle Lebendigkeit und Lebensfreude wiederzuerlangen.

Rubinrot, Granat

enthält in sich die leuchtende, durchlässige Qualität der Sterne, die mich tief in meinem Innern berührt und mir das Gefühl gibt, empfangen und genährt zu sein. Rubinrot ist der Weg der Weiblichkeit: tiefe intuitive Verbindung und Hingabe. Die Möglichkeit, annehmen zu dürfen. Sein zu dürfen. Raum sein zu dürfen.

Rot

ist die Farbe des Lebens und der Liebe. Rot schenkt mir Wärme, Vitalität und Lebenskraft. Es steht für das Gefühl, lebendig zu sein, mich selbst in meiner Lebendigkeit zu spüren, wach und präsent zu sein.

Koralle

verbindet mich mit meiner inneren Stille und inneren Weisheit, erweitert den Horizont, zeigt neue Wege und eröffnet mir neue

Möglichkeiten. Korallenfarbenes Licht ist die kosmische Verbindung und sinnliche Berührung des Lichtes in mir. »Ich gehe meinen Weg, ich bin der Weg.«

Orange

steht für pulsierende Energie und Lebensfreude. Orange belebt den Körper und weckt meine Schöpferkraft, indem es mich mit meiner Essenz verbindet. Ich lasse mich ein, nehme wahr, verbinde mich mit mir selbst und erschaffe mein Leben neu im Einklang mit meinem inneren Wesen.

Gelb

ist das bedingungslose »Ja« zum Leben, die Farbe der Sonne und der Freude. Gelb gibt mir Sicherheit und Stabilität. Es sagt: »Ich bin, wie ich bin!« Ich fühle mich sicher und geliebt. Gelb klärt die Gedanken und macht wach, beweglich, leicht, lebendig und froh.

Zitronengelb

kühlt und zieht alle Säfte in mir zusammen, sodass der Impuls entsteht, aus meinen alten Gewohnheiten und starren Denkmustern auszubrechen, sie loszulassen und wahren Frieden und Freiheit zu erlangen.

Hellbeige

ist eine zarte und schwingende Verbindung in mir von meinen Wurzeln bis in den Himmel. Hellbeiges Licht fließt ganz sanft und leise und berührt mich auf eine liebevolle Art und Weise, löst die Blockaden auf und verwandelt alles in eine ruhige, angenehme Besinnung und Betrachtung. Grenzen schmelzen und verschwinden schließlich ganz.

Sandfarbe

lockert mich auf, löst Steifheit und Verkrampfungen auf, macht mich beweglich und wandlungsfähig. Ich brauche nicht zu kämpfen, sondern kann jede beliebige Form annehmen, in dieser Form verweilen, um mich dann daraus zu lösen und wieder fließend zu sein. »Ich bin alles, und alles ist ich.« Fortschritt ist möglich.

Olivgrün
ist erdig und frisch. Es hilft mir, in mir selbst anzukommen und meinen Erdenplatz anzunehmen. Ich beginne mich in mir zu verwurzeln und empfange mich selbst in mir. »Ich bewohne meinen Körper, und ich fühle mich wohl in mir.«

Grasgrün
ist die Farbe der Natur, die Farbe von Wachstum und Frische, die den ganzen Körper harmonisiert und ausgleicht sowie emotionale und körperliche Wunden und Narben heilt. Grasgrün ist die Farbe von Erneuerung, Heilung und innerer Harmonie.

Smaragdgrün
ist die Farbe des Herzchakras und der allgegenwärtigen, bedingungslosen Liebe, Selbstliebe und Vergebung. Grün steht für Dankbarkeit, Freude und Vertrauen.

Rosa
ist die Farbe des Herzens. Es steht für das Öffnen des Herzens, für Achtsamkeit, Verständnis, göttliche Liebe und Selbstliebe. Rosa unterstützt mich dabei, bedingungslos zu lieben.

Türkis
Türkis steht für emotionale Intelligenz, Freiheit und die Fähigkeit, auf die eigene Intuition zu vertrauen. Türkis unterstützt die sprachliche Ausdrucksfähigkeit und hilft mir, ehrlich und aus meinem inneren Wissen heraus zu kommunizieren.

Lichtblau
klärt und ordnet. Es ist die Farbe von Leichtigkeit, Anmut und Glückseligkeit: »Ich bin heil und ganz, unverletzbar und ewig in meiner Essenz.«

Indigoblau

schützt. Es ist die Farbe des inneren, intuitiven Wissens um die kosmische Ordnung und ihre Gesetzmäßigkeiten. Es verbindet Kommunikation und Wissen, führt mich zu Ganzheit und Verbundenheit mit allem, was meine Selbstheilung erzeugt.

Blau

Es ist meine Freiheit und Individualität, es ist die universelle Ordnung und Harmonie in mir. Ich nehme mich wahr und bin mir meines inneren Wesens bewusst. Ich bleibe mir selbst treu und vertraue meiner Intuition. »Ich entscheide mich für mich selbst und bleibe mir treu!«

Violett oder Lila

ist die hohe spirituelle Schwingung, ist universelle Liebe, Transformation und Heilung. Lila verbindet mich mit dem Höheren Selbst, mit dem Göttlichen, von dem alle Heilung kommt. Die violette Flamme kann zum Heilen und Klären eingesetzt werden.

Flieder

ist die Farbe, die mich beflügelt. Wie ein Vogel kann ich mich erheben und über meiner Welt schweben. Flieder steht für Freiheit und Frische, Zartheit und Präsenz.

Magenta oder Purpur

ist die Verbindung zwischen Lila und Rot und gleichzeitig zwischen Himmel und Erde, dem Göttlichen und dem Irdischen. Es steht für göttliche Inspiration, die Manifestation des göttlichen Plans auf der Erde, die durch mich geschieht.

Weiß oder Kristallklar

enthält alle Farben in sich und kann deshalb immer verwendet werden. Weiß ist die Farbe der Reinheit und bringt die Reinheit und Klarheit kosmischer Ordnung und damit Heilung in den Körper. Ich bin in göttlicher Harmonie, vollkommen und geliebt.

Regenbogenfarben

steht für höchstes Glück und die Verbindung von Himmel und Erde in mir. Es öffnet mich, richtet mich auf, macht mich glücklich und froh. Regenbogenfarbenes Licht bringt mich in Einklang mit mir selbst und vereint all meine Potenziale zu einem wunderschönen, harmonischen Ganzen.

Bunt

ist die Farbfrequenz der Muttermilch. Buntes Licht ist die prickelnde, belebende, funkelnde Energie. Es ist bejahende Lebensfreude und Lebenstanz. Alles in mir tanzt und freut sich, bunte Lichter erfüllen meine Zellen und bringen sie zum Schwingen. »Alles ist Freude, und ich bin Freude.«

Silber

ist die Farbe des Mondes, des mütterlich-göttlichen Prinzips. Es hält mich wie eine Mutter, schenkt mir Stille und Geborgenheit. Es hilft mir, mich selbst liebevoll anzunehmen, und bringt dadurch die Dinge ins Fließen, sodass sie heilen können. Es unterstützt die Entwicklung von medialen Fähigkeiten und lehrt mich den sicheren Umgang mit Visionen.

Gold

die Farbe der spirituellen Sonne steht für die höchste Energie, für universelle Liebe und universellen Schutz. Es hebt die Schwingung auf eine höhere Stufe der Lebensfreude, steht für göttlichen Glanz, göttliche Fülle und Erfüllung.

Perlmutt

ist die Farbe der Erholung und Regeneration. Es ist der tiefe Einblick in die eigene innere Mystik und das ungeahnte Wunder meiner selbst. Perlmutt umschmeichelt mich, hält und schützt mich. Ich atme die Ewigkeit des Meeres in mich ein und kehre in den Schoß des Lebens zurück. Zeit spielt keine Rolle – die Unendlichkeit der Ewigkeit ist in mir.

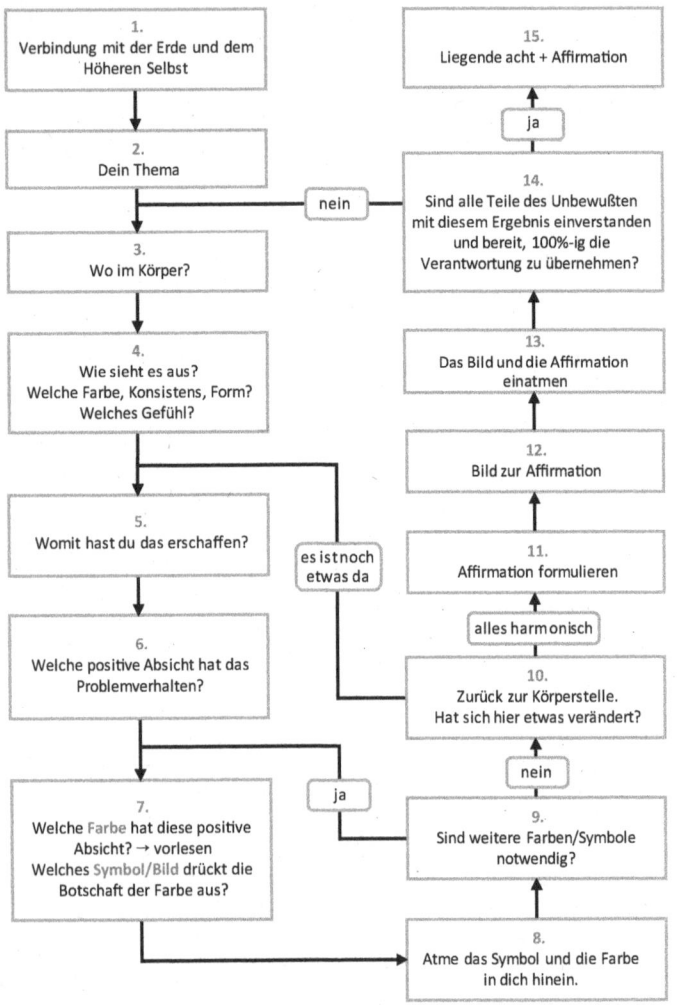

1.
Verbindung mit der Erde und dem Höheren Selbst

2.
Dein Thema

3.
Wo im Körper?

4.
Wie sieht es aus?
Welche Farbe, Konsistens, Form?
Welches Gefühl?

5.
Womit hast du das erschaffen?

6.
Welche positive Absicht hat das Problemverhalten?

7.
Welche Farbe hat diese positive Absicht? → vorlesen
Welches Symbol/Bild drückt die Botschaft der Farbe aus?

8.
Atme das Symbol und die Farbe in dich hinein.

9.
Sind weitere Farben/Symbole notwendig?

ja

nein

10.
Zurück zur Körperstelle.
Hat sich hier etwas verändert?

es ist noch etwas da

alles harmonisch

11.
Affirmation formulieren

12.
Bild zur Affirmation

13.
Das Bild und die Affirmation einatmen

14.
Sind alle Teile des Unbewußten mit diesem Ergebnis einverstanden und bereit, 100%-ig die Verantwortung zu übernehmen?

nein

ja

15.
Liegende acht + Affirmation

Lichtmedizin für die Augen

Wir können unsere Selbstheilungskräfte aktivieren und unserem Körper Heilung zufließen lassen, indem wir unsere Aufmerksamkeit auf unsere Ganzheit richten, die sich bereits in uns befindet. Durch fokussierte geistige Kraft können wir uns unsere Medizin selbst herstellen. Ich bezeichne sie als Lichtmedizin, denn sie besteht aus dem Licht der göttlichen Essenz.

Lichtmedizin ist ein Heilmittel der neuen Zeit, der fünften Dimension. Sie ist ganz ohne Nebenwirkungen und sehr wirkungsvoll. Genau wie die Lumi-Methode führt sie dich zurück in deine Schöpferkraft. Während du die Lichtmedizin herstellst, nimmst du die Verantwortung für dein Leben und für deine Gesundheit an. Du wirst selbst zu deinem eigenen Heiler und Führer.

Um Lichtmedizin herzustellen, brauchen wir Wasser. Im Idealfall sollte das Wasser gereinigt sein und nicht aus einer Plastikflasche stammen. Im Notfall können wir jedoch jedes Wasser in Lichtmedizin verwandeln, auch wenn es schmutzig ist. Denn unser Geist ist mächtig und kann Materie erschaffen.

Nimm für deine Lichtmedizin ein durchsichtiges Glas oder eine Glasflasche ohne Symbole. Es sollten auch keine Zahlen, Strichcodes, keine Blume des Lebens, Logos oder Buchstaben aufgedruckt sein. Je neutraler das Gefäß, desto besser.

Um deine Medizin herzustellen, frage dich als Erstes, wofür sie dir helfen soll. Medizin sollte immer für und nicht gegen etwas sein. Wenn wir eine Medizin gegen ein bestimmtes Symptom herstellen, speichern wir die Information, die unsere Symptome nicht lindert, sondern sogar vermehrt.

Konzentriere dich nun darauf, was du mit der Medizin erreichen möchtest. Stimme dich geistig auf den Zustand ein, in dem dein Symptom bereits geheilt ist.

Ein Beispiel: Du möchtest eine Medizin gegen juckende Augen herstellen. Schon allein deine Aufmerksamkeit auf den Gedanken »Ich möchte, dass meine Augen nicht mehr jucken« bewirkt, dass die Symptome spürbar und somit stärker werden. Wenn deine Absicht beim Symptom verweilt, vergrößert dies nur dein Leid. Frage dich an dieser Stelle daher, was du haben möchtest. Wie würdest du dich fühlen, wenn du bereits heil bist? Wie werden sich deine Augen und dein gesamter Körper anfühlen? Die Antworten können lauten: »Meine Augen sind vollkommen klar und gesund.« – »Ich bin hellwach und sehe vollkommen klar.«

Die Absicht bei der Herstellung der Lichtmedizin soll immer positiv ausgedrückt werden und so, als ob dein Symptom schon geheilt wäre. Also ohne verneinende Sätze und in der Gegenwartsform, ähnlich wie eine Affirmation.

Hier nun einige Beispiele für positive Absichten:

- Ich habe vollkommen gesunde Augen.
- Ich sehe klar in fern und nah.
- Ich sehe die Welt mit liebenden Augen.
- Ich bin in mir zentriert und spüre meinen Körper.
- Ich lebe im Jetzt und bin glücklich.
- Ich fühle mich wohl in meinem Körper.

ÜBUNG: LICHTMEDIZIN SELBST HERSTELLEN

Nimm im Stehen oder Sitzen eine gerade Haltung ein. Stelle deine Füße bewusst schulterbreit, greife ein paarmal mit deinen Zehen in den Boden, um dich besser zu erden. Atme in dich hinein, als ob du dich selbst in deinen Körper einatmest, und werde dir deiner Gegenwart bewusst. Nimm das Glas oder die Flasche mit dem Wasser in beide Hände und halte es vor dein Herzchakra.

Nun lass deine ganze Aufmerksamkeit in deinen Herzraum fließen. Erfülle deinen Herzraum mit der Ur-Liebe. Fühle, wie diese Liebe sich in dir ausbreitet und dein ganzes Körpersystem ausfüllt.

Konzentriere dich voll und ganz auf deine Absicht für deine Lichtmedizin. Frage dich, wie wird es sich anfühlen, wenn deine Symptome geheilt sind und du in dieser Hinsicht bereits vollkommen gesund bist? Begib dich in den Zustand deiner Absicht, als ob er schon da und in dir wäre. Erfülle damit jede Zelle deines Körpers und vor allem deinen Herzraum, und spüre, wie diese Energie wie ein Licht über deine Hände in das Wasser hineinfließt. Die Wassermoleküle beginnen zu leuchten und bilden wunderschöne Kristalle, die dich nun darin unterstützen, deinen gewünschten Zustand zu erreichen. Fühle, wie in diesem Moment auch dein Zellwasser die gleiche Struktur in dir annimmt. Werde dir bewusst, dass die Heilung bereits in dir ist. Gehe danach in die Dankbarkeit, und dann nimm einen Schluck von deinem Wasser und fühle, wie es in deinen Körper hineinfließt und dich mit Liebe, Licht und Freude erfüllt.

Kehre ins Hier und Jetzt zurück, indem du deine Füße spürst, die Zehen bewegst und tief ein- und ausatmest.

Deine Lichtmedizin ist fertig. Trinke über den Tag immer wieder schluckweise etwas davon, so oft und so viel, wie es für dich gerade stimmig ist. Jedes Mal, wenn du davon trinkst, versetze dich für ein paar Augenblicke in den gewünschten Zustand der Heilung, Liebe und Harmonie. Wenn du möchtest, kannst du das Wasser auch als Augentropfen oder für Augenkompressen verwenden. Tränke zwei Wattepads mit der Lichtmedizin, lege sie auf die geschlossenen Augen und entspanne. Spüre, wie die Heilung geschieht.

Bereite dir deine Medizin täglich frisch zu, denn damit potenzierst du sie. Nachdem deine Schwingung täglich durch die Lichtmedizin erhöht wird, ist die Energie, die du in das Wasser gibst, jedes Mal eine Stufe höher. Du wirst merken, dass du dich dabei nicht nur gesünder, sondern auch erwachter fühlst.

Die Lichtmedizin behandelt nicht die Symptome, sondern wirkt ganz tief auf die Ursache, durch welche die Symptome entstanden sind.

Das 40-Tage-Programm
für gesunde Augen

Nachdem du so viel über dich und deine Augen erfahren hast, ist es an der Zeit, dich Folgendes zu fragen: Bin ich wirklich bereit, mich und meine Augen wieder zur Gesundheit zu führen? Wie wichtig und heilig ist mein Ziel, gesund zu sein? Bin ich bereit, für mich und meine Gesundheit die Verantwortung zu übernehmen? Und wie viel bin ich bereit, für dieses Ziel täglich zu geben?

Erkenne, dass der momentane Zustand deiner Gesundheit ein jahrelanges Ergebnis deines Lebens ist. Es sind deine Gewohnheiten, Emotionen, Erlebnisse, Erwartungen, Programmierungen. Wenn dieses Ergebnis dich nicht befriedigt, dann frage dich: Was ist stattdessen mein Ziel? Ich nehme an, dass du dir vollkommen gesunde Augen wünschst, sonst würdest du das Buch nicht bis hierhin lesen. Dann definiere das Ziel bewusst.

Schreibe auf ein Blatt Papier, noch besser in ein Heft, das du die nächsten 40 Tage zu deinem Tagebuch machst, dein Ziel auf. Zum Beispiel: »Ich habe vollkommen gesunde Augen. Ich sehe klar in nah und fern.« Genau so sollte das Ziel formuliert sein – nicht in der Form: »Ich möchte es gerne haben«, sondern: »Ich habe es bereits.« Auch wenn dein Verstand dagegen protestiert, bleibe dabei.

Vielleicht möchtest du auch folgenden Absatz für dich übernehmen:

»Ich bin sehr dankbar und sehr glücklich darüber, dass ich (dein Name) vollkommen gesunde Augen habe und dass ich in der Ferne und in der Nähe sowie in der Dämmerung und beim Autofahren in der Nacht wunderbar sehen kann. Ich bin glücklich darüber, mein Leben in meinen Händen zu halten und für mich zu sorgen und mich täglich mit Liebe, Dankbarkeit und Wertschätzung zu nähren. Ich weiß, dass die Gesundheit eine Entscheidung ist. Ich entscheide mich täglich, gesund zu sein, und sorge entsprechend für mich. Ich richte meinen Fokus auf Dinge, die ich erschaffen möchte, bleibe bei meinen Zielen und gehe täglich Schritt für Schritt weiter. Das alles tue ich aus tiefster Liebe zu mir selbst. Ich habe ein Leben in Gesundheit, Glück und Liebe verdient!«

Du kannst selbstverständlich die Sätze ganz nach deinem Bedürfnis verändern, doch achte auf die oben beschriebenen Regeln. Falls deine Muttersprache nicht Deutsch ist, schreibe das Ganze noch einmal in deiner eigenen Sprache auf. Denn die Muttersprache wird vom Unterbewusstsein schneller und tiefer integriert. Lies dir die Sätze mindestens drei Mal täglich wenn möglich laut vor.

Nachdem du dein Ziel formuliert hast, empfehle ich dir, ein 40-Tage-Programm zu starten. 40 ist eine magische Anzahl an Tagen, die es dir ermöglicht, die neuen Verhaltensmuster, Ansichten und Glaubensstrukturen zuverlässig in dein Unterbewusstsein einzuspeichern. Durch regelmäßige Wiederholungen, die du 40 Tage lang durchführst, schaffst du eine neue Schwingung, die aus deinem Unterbewusstsein heraus für dein Ziel in die Zukunft hinein weiterarbeitet. Nachdem du deine gegenwärtige Gesundheit und dein Leben über viele Jahre hinweg durch ständige Wiederholungen verschiedener Muster erschaffen hast, braucht es eine Reihe an Wiederholungen, um neue Muster und Verhaltensweisen in dein Unterbewusstsein einzuspeisen.

Es reicht jedoch nicht aus, das Buch nur durchzulesen und ein bisschen positiv zu denken. Handeln ist hier entscheidend. Ohne dein Tun wird sich nichts verändern, und ohne deinen Willen schaffst du es nicht. Aber sieh es nicht als Arbeit an, sondern als eine freudige Beschäftigung, die dir Spaß und Freude bereitet. Sieh es als ein Zwischenziel, welches dich zu einem größeren Ziel hinführt: in Freiheit und Liebe dein wahres schöpferisches Wesen zu leben.

Lies dir täglich die folgenden Sätze laut vor, um dich auf deinen Weg und deine Gesundheit zu fokussieren:

- ☺ Mit Leichtigkeit und Freude gelange ich an mein Ziel.
- ☺ Alles, was ich angehe, führt mich zum Erfolg.
- ☺ Ich habe Willenskraft und Ausdauer und strebe täglich zu meinen Zielen.
- ☺ Ich besitze ausreichend Energie und Willenskraft, mein selbst aufgestelltes Programm erfolgreich durchzuführen.
- ☺ Ganz leicht und selbstverständlich integriere ich neue Verhaltensmuster in mein Leben.

Schreibe diese Sätze wie auch dein Ziel auf ein Blatt Papier und bringe es an einer Stelle an, wo dein Blick mehrmals am Tag darauf fällt.

Führe täglich dein Tagebuch, und schreibe die Schritte auf, die du für dein Ziel befolgst.

Entscheide dich, wie viele Schritte am Tag du bereit bist, für dein Ziel »Ich habe vollkommen gesunde Augen« zu tun. Nach meiner Erfahrung sind fünf Schritte täglich gut durchzuführen.

Als Nächstes mache dir für die 40 Tage einen speziellen Ernährungsplan. Ich empfehle eine vegane Ernährung mit hohem Rohkostanteil und Verzicht auf Kaffee, schwarzen und grünen Tee, Getränke aus der Flasche und aus Dosen, Alkohol und Zucker. Trinke 2 bis 3 Liter reines Wasser am Tag. Kräutertee zählt dabei nicht als Wasser, sondern als Medizin. Nutze ein Aquaband oder einen Timer, um dich daran zu erinnern, Wasser zu trinken und Übungen durchzuführen.

Bei meinen Seminaren empfehle ich, während dieser Zeitspanne Medienfasten zu machen, um den Augen und dem Energiefeld Erholung zu schenken. Du wirst dich wundern, wie viel Zeit und Energie du gewinnst, wenn du keine Nachrichten mehr liest oder anhörst und, statt fernzusehen, einen Spaziergang machst und meditierst. Belaste dich in dieser Zeit nicht mit Lektüre, die dir keine Impulse zur Selbstheilung gibt. Lass dich nicht von Romanen oder Artikeln im Internet ablenken. Die ersten drei Tage ohne Medienkonsum werden dir wie ein Vakuum vorkommen und die Sucht nach Ablenkung wird sich bemerkbar machen.

Verwöhne dich in dieser Zeit mit Entschlackungsbädern, und gehe in die Sauna, um Giftstoffe schneller aus dem Körper auszuschwemmen. Gönne dir eine Massage, und unternimm etwas in der schönen Natur.

BEISPIEL FÜR EINEN TAGESPLAN

1. Morgens Ölziehkur, danach die Zunge schaben.
2. Augenübungen – drei Mal, am besten vor dem Essen, jeweils fünf Minuten.
3. Füße spüren und sich erden – jede halbe Stunde für jeweils eine halbe Minute.
4. In der Mittagspause: Die Augen in Liebe betten.
5. Abends vor dem Zubettgehen: Gesichtsmassage und Aktivierung von Akupunkturpunkten. Füße mit Kokosöl massieren.

Auf den Tag verteilt kommst du somit auf eine Stunde für die Gesundheit deiner Augen.

Welche Übungen und Meditationen du in deinen Alltag integrieren möchtest, ist individuell und richtet sich nach deinen Symptomen und deinem emotionalen Zustand. Zu Beginn hatte ich dich aufgefordert, die Übungen in diesem Buch erst einmal auszuprobieren und dir dabei Notizen zu machen. Greife nun darauf zurück, und erstelle dir einen persönlichen 40-Tage-Plan.

SELBSTSABOTAGE ÜBERWINDEN

Es werden Tage kommen, an denen du keine Lust hast, dein Programm weiter durchzuführen. Die unterschiedlichsten Hindernisse tauchen auf und lenken dich von deinem Ziel ab. Gerade diese Tage sind wichtig, um voranzukommen. Denn nun zeigen sich die versteckten Sabotageprogramme, und nichtphysische Wesenheiten versuchen, dich in deine Süchte und alte Denkschemata zurückzubefördern.

Wenn die Sucht nach alten Verhaltensmustern dich lautstark ruft, halte dich fest in den Armen, konzentriere dich auf deine Fußsohlen, und sage dir laut: »Das tue ich aus Liebe zu mir, für meine Gesundheit und Freiheit.« Konzentriere dich auf deine Ziele, lächle und trinke Wasser, dann hast du wieder neue Energie, um weiterzumachen. Falls du an einem Tag wirklich nur wenig Zeit für dein Programm hast, dann nimm dir fünf Minuten, in denen du dich ganz und gar deinen Augen widmest. Addiere zu den eingeplanten 40 Tagen einen weiteren hinzu. Was du auf gar keinen Fall tun solltest, ist, in dieser Zeit deinen Süchten nachzugeben. Sorge dafür, dass alles, worauf du süchtig bist, wie Zucker, Alkohol, Kaffee, Zigaretten, aus deinem Zuhause entfernt ist. Frage dich, wer in deinem Leben etwas zu sagen hat: du oder deine Süchte. Erkenne, dass hinter deinen Süchten nichtphysische Wesenheiten stehen, die dich aussaugen. Gibst du ihnen keine Nahrung mehr, werden sie gehen, und du wirst frei sein und als Schöpfer deines Lebens dich selbst aufs Neue erschaffen und deine Augen heilen können.

AUF EINEN BLICK

Zum Abschluss möchte ich dir ein paar Tipps zur Augenstärkung auflisten. Wenn du magst, schreibe sie ab, und hänge sie gut sichtbar auf.

- ◉ Schicke Gefühle der Liebe, Dankbarkeit und Wertschätzung zu den Augen, und bade sie in diesen hoch energetischen Emotionen mehrmals am Tag.
- ◉ Stelle die Ernährung auf 100 Prozent vegane Trennkost um. Koffeinhaltige Getränke und Alkohol meiden. Alle gerösteten, gebackenen und gebratenen Produkte vom Spiesezettel streichen, weil sie gefährliches Acrylamid beinhalten, das unsere Zirbeldrüse zerstört und uns auf Dauer schwächt und vergiftet.

- Entgifte den Körper. Viel reines Wasser über den Tag verteilt trinken. Chlorella- und Spirulina-Algen einnehmen, Gerstengrassaft trinken (ersatzweise Gerstengraspulver). Chlorophyllhaltige Nahrungsmittel essen (Wildkräuter und grüne Pflanzen). Frische Gemüsesäfte aus Karotten, Löwenzahn, Endiviensalat und grüne Smoothies trinken. Statt Kochsalz nur Steinsalz verwenden. Fertigprodukte mit Kochsalz meiden. Nur echte ätherische Öle statt Parfüm benutzen.

- Iss rote und blaue Lebensmittel (frisch oder schonend getrocknet), wie Heidelbeeren, Goji-Beeren, Moosbeeren und Karotten, sowie frisch gepresstes Leinsamenöl in Rohkostqualität und Hanfsamen.

- Verzichte für immer auf unnötige Chemie. Pflanzenhaarfarben und Naturkosmetik verwenden. Wimperntusche möglichst ganz vermeiden. Denke immer daran: Nur das, was du essen kannst, darf auf deine Haut und Haare kommen! Ausschließlich Zahnpasta ohne Fluoride benutzen.

- Gehe täglich spazieren und sieh dir die Welt an. Ohne Brille in die Ferne und Nähe schauen, dabei den Blick wandern lassen und die Augen natürlich bewegen. Keine Kontaktlinsen tragen, öfter die Brille abnehmen, um die Augen zu trainieren. Augengymnastik machen. Wenn du am Computer arbeitest, öfter Pausen einlegen und durch das Fenster in die Ferne schauen, um die dreidimensionale Wahrnehmung wieder zu aktivieren.

- Das Gesicht, den Körper und besonders die Augen regelmäßig am Tag entspannen. Täglich eine Gesichtsmassage durchführen. Augenkompressen mit Kräutertees machen. Täglich für ein paar Minuten die Hände auf die Augen auflegen (Palming).

- Glaube daran, dass man sich selbst heilen kann!

- Vergib dir selbst jeden Tag alles. Sprich dich frei und umarme dich, nimm dich an.

- Sieh dich selbst im Spiegel, lächle dich an und sage dir: Ich liebe dich!

- Schau die Welt mit liebenden Augen an. Wenn dir etwas in deiner Welt nicht gefällt, frage dich, was du stattdessen haben

möchtest. Dann richte die Aufmerksamkeit auf das, was du sehen
möchtest.

☉ Lerne wieder, im Hier und Jetzt zu sein, die Füße zu spüren.
Wenn Gedanken dich belasten, konzentriere dich erneut auf
die Gegenwart.

☉ ☉ ☉

Ich hoffe, dass dieses Buch dich auf deinem Weg weitergebracht und bereichert hat und du Erkenntnisse daraus ziehen konntest. Ich wünsche dir viel Freude mit dem Augentraining und deinem persönlichen 40-Tage-Plan. Denke immer daran: Du hast vollkommen gesunde Augen! Mögest du zu deiner Ganzheit zurückfinden und Heilung erfahren.

Lumira

Buchempfehlungen

Leo Angart, *Vergiss deine Brille: Mit effektiven und gezielten Übungen zurück zur natürlichen Sehkraft.* Nymphenburger, München 2010

Ruediger Dahlke, *Peace Food: Wie der Verzicht auf Fleisch und Milch Körper und Seele heilt.* Gräfe und Unzer, München 2011

Louise L. Hay, *Ernährung für Körper und Seele. Gesund essen mit guten Gedanken.* L·E·O Verlag, München 2015

Andrea Heistinger u. Arche Noah, *Handbuch Bio-Balkongarten.* Löwenzahn Verlag, Innsbruck 2013

Bernhard Hickisch, *Green Power. Mit grünen Smoothies körperlich fit, emotional ausgeglichen, geistig klar.* Gräfe und Unzer, München 2015

Maria Kageaki, *Grassaft: Das grüne Lebenselixier.* Lichtkraft, Siegsdorf 2013

Sandra Krautwaschl, *Plastikfreie Zone. Wie meine Familie es schafft, fast ohne Kunststoff zu leben.* Heyne, München 2012

Greta Lipp (Hg), *Vegan leben – Detox.* L·E·O Verlag, München 2015

Greta Lipp (Hg), *Vegan leben – Kosmetik.* L·E·O Verlag, München 2015

Lumira, *Befreie deine Seele. Heilung durch schamanische Kinesiologie.* Schirner, Darmstadt 2014

Lumira, *Die Lumi-Methode. Ein kreativer Weg zu innerer Ganzheit.* Lumira Verlag, Kaufering 2013

Lumira, *Du bist die Quelle des Lebens. Fundamentale Werkzeuge der Erneuerung und Verjüngung.* Trinity, München 2013

Lumira, *Erneuere deine Zellen. Eine russische Heilerin offenbart ihr energetisches Verjüngungsprogramm.* Trinity, München 2012

Lumira, *Geistige Heilung. Revolutionäre Wege zur Selbstheilung und Regeneration.* Trinity, München 2014

Lumira, *Lass dich nicht behexen. Die besten Abwehrtechniken gegen negative Kräfte.* Heyne, München 2009

Lumira, *Lumiras Schönheitsbuch. Strahlendes Aussehen durch Mentalübungen und gesunde Kosmetik aus Natur und Garten.* Alliniti, Allschwil 2014

Lumira, *Roberts wundersame Heilung.* Allinti, Allschwil 2013

Lumira und Elisabeth Büttner, *Gesund und jung durch richtige Ernährung. Das Gesundheitsgeheimnis unserer Familie.* Trinity, München 2014

Mirsakarim Norbekov, *Eselsweisheit. Der Schlüssel zum Durchblick oder wie Sie Ihre Brille loswerden.* Arkana, München 2006

Galina Schatalova, *Wir fressen uns zu Tode. Das revolutionäre Konzept einer russischen Ärztin für ein langes Leben bei optimaler Gesundheit.* Goldmann, München 2014

Gene Stone (Hg.), *Gabel statt Skalpell.* Scorpio, München 2013

Register